病気なんてやっつけろ！

血液内科専門医の格闘の日々

全ての患者さんと御家族へのエール

内科専門医 K

DEDICATION

現在も闘病中の全ての患者さんや御家族の方々に、
そして日夜必死で治療にあたっている医療関係者の方々に、
この本を捧げます。

はじめに

　私は血液内科専門医師として、日々、白血病、骨髄異形成症候群、悪性リンパ腫、多発性骨髄腫など血液癌の患者さんの治療を行っています。

　「私はどうしてこんな病気になったのでしょうか？」

　「何がいけなかったのでしょうか？」

　血液疾患と診断された患者さんから、必ず頂く質問です。

　医学の進歩によって、一部の血液腫瘍の原因は分かってきました。

　HTLV-1 ウイルスによる成人 T 細胞白血病、ヘリコバクターピロリ菌感染による胃悪性リンパ腫（MALT リンパ腫）、EB ウイルス感染による NK 細胞リンパ腫などの悪性リンパ腫、過去の化学療法や放射線治療などによる骨髄異形成症候群や白血病・・・。

　更に、原因は不明でも、結果として起きた遺伝子の異常が病気の発症や治療効果に根本的に関わっていることも分かってきました。

　医学や治療法の研究は急激に進んでいます。抗癌剤や放射線治療、移植治療の進歩によって血液疾患は今やかなり治る病気となっています。

　例えば慢性骨髄性白血病や B 細胞性悪性リンパ腫に対して10 数年前に開発された新薬は、それまで難治とされてきたこれらの疾患に苦しむ多くの人々を助けてきました。

　一般病院で治療に当たっていても、次々と新しい治療薬の情報が入ってきます。20 年いや 10 年後の医療は想像できないほど進歩したものになっているのではないかと期待させられてしまいま

す。

　それでも、まだ全員の方の病気が治るわけではありません。

　病気が治って笑顔で退院されていく患者さんの傍らで、より多くの患者さんが新しい治療法が開発されるのを待ちながら、今日も治療の副作用や病気の症状と闘い苦しんでいるかもしれません。

　不安に押しつぶされそうになりながら、寝られぬ夜を過ごしている患者さん。そんな患者さんを必死で支えている御家族の方々。この本はそうした多くの方々との触れ合いの毎日から生まれました。

　人間は誰しも病や寿命から逃れることはできません。医師として、命が産まれて消えていく病院に身を置くことで、学ばせて頂くことはたくさんあります。

　人生は有限であること、命がいかにはかないものであるかということ。同時に命がどんなに力強く、素晴らしいものであるかということ。

　私は医師となり、多くの患者さんや御家族と触れ合う中で、私自身の人生において大事な数々の教えを学ぶことができたと思います。

　病気と今日も闘っている多くの患者さんと御家族が、一刻も早く笑顔になれることを祈って、この本を贈りたいと思います。

　なお、著者名の「内科専門医 K」は、私のブログでのペンネームです。また、特定される恐れのある個人情報は改変されていることを、あらかじめお伝えしておきたいと思います。

著者

2014 年 2 月 1 日

目次

白血病患者Ａさんの闘病

Ａさんは40歳代の女性。知的な雰囲気と明るい笑顔で私たち医療スタッフを和ませてくれる。

（午後5時過ぎにしか病室に行けなくてごめんなさい。今日はとても外来が大変でした。）と心で謝りながら、病室に入った。

「今日はご機嫌いかがですか？」

「数日前の吐き気が収まって、食事もとれるようになりました。今日はとても調子がよいです。」

口腔内の診察や肺音を確認し、異常ないことを確認。

（最近はとても順調だ。これならお正月には一時退院できるかな。）

Ａさんが私たちの病院に受診されたのは半年前だ。1週間も全身の骨の痛みと発熱が続き、ベッド上で寝返りも打つこともできなくなって、深夜、私たちの救急外来を受診された。血液検査では軽い貧血と高度の血小板減少を認め、血液検査のLDHが異常高値を示していた。

足には、紫斑（紫の細かい斑点）が多数見られた。

（よほど我慢されてこられたのだな。とてもつらそうだ。明らかに重大な病気だな。）不安がよぎった。

私は血液の専門医。血液の異常が疑われた。血液を作る工場（骨髄液）を検査しようと、骨盤の骨に針を何度も刺したが、ほとんど引けてこない

（ドライタップか。これはまずいぞ。）

骨髄液の外見は血液と同じように赤い。血液の病気の原因を調

べるために細い針を腰骨や胸骨に穿刺吸引して検査をする。ドライタップとは、骨髄液が吸引できないことをいう。これは重大な異常を意味する。骨髄で血液を作れなくなって空っぽになっているか、異常な細胞がぎっしりとつまっていることを示している。どちらも緊急事態だ。

その後、骨髄生検などより詳しい検査によって、やはりＡさんが急性リンパ性白血病であることが判明した。Ａさんの骨髄には、急性リンパ性白血病の細胞がぎっしりとつまっていた。白血病は血液細胞のガンだ。ガン細胞が急激に増加することで全身の耐え難い骨痛を呈するのだ。

Ａさんは緊急入院となり、輸血や抗生剤の投与を受けられた。

翌日には、抗がん剤治療を開始。開始直後は高度な腫瘍崩壊症候群（急激に腫瘍が壊れることによって出血しやすくなったり、尿が出にくくなったりすること：急性腎不全になり透析が必要となることもある）を合併され、繰り返し、血液凝固因子の投与や、血小板輸血を必要とした。痛みを抑えるためにモルヒネも必要だった。肺炎も合併し抗生剤投与を要した。

白血病の治療には抗がん剤を大量に使用する。抗がん剤は白血病細胞をやっつけてくれるが、同時に正常な白血球も減らしてしまう。私たちの体は細菌や真菌などに囲まれている。白血球が減少すると、これらの有害病原菌に対して、無防備になってしまう。白血球減少期間は、治療によるが 2-3 週間は続く。正念場だ。

しかし、幸い治療開始後 4 週目にはこれらの症状は徐々に改善していった。

そして、5 週目には正常な造血機能が回復した。寛解と言われる状況に至ったのだ。寛解とは、一見すると治った状態をいう専門用語だ。再発が多いので、治癒という言葉はまだ使用できない。

　Ａさんの笑顔に見送られて病室をあとにしながら、半年前を振り返った。その後も色々あったが、その都度Ａさんは頑張って乗り越えられてきた。入院当初は泣いてばかりだったＡさんは、最近はよく笑う。調子がよさそうだ。治療はまだ２年続くが、Ａさんなら大丈夫そうだ。

　医師にとって、患者さんが良くなっていくのをみることほど嬉しいことはない。患者さんからもらった感謝の手紙は勲章で宝物だ。

　でも、あと少し病院に来られるのが遅かったら・・・。あるいは脳出血や肺炎で亡くなっていたかもしれない。そして、白血病の治療法を開発してくれた先人達がいなければ、私は１ヶ月以内になすすべもなくＡさんを看取っていただろう。

　命に関わる悲惨な場面に遭遇したり、過労で心身ともに疲労しているのが、現在の日本の医師だ。

　（やめたいと思ったことも何度もあったけれど、人の命を守る医療を受け継ぎ、継承していくこと、その営みの一端を担う医師になれてよかったのかな。）

　名前も顔も知らない、多くの先達に思いを馳せて私は次の病室へ向かった。

2回の造血幹細胞移植を乗り越えたTさんの闘病

　Tさんは50歳代女性。15年前に骨髄異形成症候群に対して、造血幹細胞移植を受けられた。1回目移植した骨髄細胞が拒絶されて、急遽2回目の移植を必要とした方だった。

　私はその時主治医だったが、大変な移植でとても印象に残っていた。無事退院されるところまで担当させて頂いたが、その後私の転勤などでしばらくお会いできなかった。

　先日、実に10年ぶりに診察室でTさんにお会いすることができた。

　近年、移植後長期間経過したあとに出現する合併症の管理の重要性が注目されている。当院でも、移植後長期経過された方々を対象とした、移植後長期経過観察外来（LTFU外来）を立ち上げ、対象の方々に案内をしていた。Tさんは、このLTFU外来を受診され、この日は、私が当番医師だった。

　診察室に、にこにこ笑顔のTさんが入ってこられた。

　15年前と全く変わっていない。

　私も思わず椅子から立ち上がってしまった。

　（とてもお元気そうだ。）

　長い近況報告が済んだあと、診察させて頂いた。検査の数値もよい。移植の晩期の副作用もなく最高の状態だ。

　（よかったね、Tさん。あんなに大変な移植が成功して。）

　今は、テニススクールに通ったり、趣味の園芸にと、日々大変

忙しい毎日を送られているＴさんだが、15年前私の外来を受診された際は高度の貧血で顔面蒼白で、歩くのもしんどそうだった。

　骨髄異形成症候群とは、血液を作る種の細胞、つまり造血幹細胞の異常で、貧血や血小板減少、白血球減少を来す。

　輸血がずっと必要になり、日常生活に大きな支障を来す。肺炎などの感染症にかかりやすくなる。

　輸血による鉄過剰症が引き起こす、ヘモクロマトーシス（心不全、肝不全、糖尿病などを引き起こす）から亡くなる方も多い。

　更に、白血病へ進行する方もいる。骨髄異形成症候群から進展した、二次性の白血病は極めて難治性だ。

　骨髄異形成症候群に対して新薬（メチル化阻害剤など）も開発されているが、現在でも唯一治癒する方法は、造血幹細胞移植だ。

　造血幹細胞移植は、抗がん剤や放射線治療などの前治療（前処置）で異常な造血幹細胞を叩いて、骨髄を空の状態にする。

　そこにほかの方（ドナーさん）から頂いた元気な骨髄を移植する。

　2-3週間すると、ドナーさんの造血幹細胞が血液を作るようになる。

　移植と言っても、普通の輸血と同じで、点滴で血管内に投与する。

　移植の前処置の体に対する負担は大きく、耐えられない方もいる。移植後100日以内の死亡率は低く見積もって10%。リスクが高いと40-50%。

　そして、移植に臨む（しかない）患者さんの精神的な負担は計り知れない。

　Tさんは初回の移植での拒絶や重大な感染症（敗血症）、2回目の移植での生着症候群（肺や心臓に水が溜まってしまう：人工呼吸器を必要とした）、出血性膀胱炎（血尿が持続し、膀胱の持続的な洗浄を要した）、重症肺炎、急性GVHD（graft versus host disease）など、多くの辛い合併症を見事乗り越えられた。

　医療スタッフの誰もが口には出さなかったが、（もう駄目かもしれない）という状況を、不屈の精神と体力で乗り切った。

　抗がん剤治療や放射線治療は、治療直後に副作用のピークがくるが、加えて、造血幹細胞移植では、GVHDという免疫反応が大きな副作用となりうる。

　GVHDとは、ドナーさんの白血球が、患者さんを攻撃する免疫反応のことを言う。GVHDには、生着後からの急性期に生じるもの（急性GVHD）と、移植後100日以降に生じるもの（慢性GVHD）がある。

　急性GVHDでは、下痢や全身の発疹、黄疸が出現し、ひどいと致命的となる。

　慢性GVHDは、リウマチや膠原病などの自己免疫疾患様の症状を合併される。涙や唾液が出なくなってしまったり、皮膚や関節が硬くなってしまったり、肺が硬くなってしまったり（繊維化）して、日常生活における支障を来す。

　Tさんの急性GVHDはステロイドが幸いよく効いたし、軽い目の乾燥はあったが、重大な慢性GVHDも見られなかった。

　血液内科専門医として、多くの移植患者さんと接してきたが、私はまだ患者さんに、移植を安易には勧められない。移植しか治療法がないと分かっていても、その方のこれからの生活を思うと、短期のそして長期のリスクを前に一瞬の躊躇を感じてしまう。一番の問題は、移植後に起こる合併症を完全には予測できないことと、治療法がない合併症が多数存在することだ。

　移植医療では、制御不能の不測の事態が容易に起こりうる。そして、移植を受けなければ、その方はあと数ヶ月家族の方と過ごす時間を持てたかもしれない。

　しかし、でも、移植は奇跡を起こす治療でもある。Ｔさんのように、あるいは助かるはずのなかった患者さんが、元気に退院されていく姿を目の当たりにすると、生命に対する、そして、医療と言う行為に対する畏敬の念を感じてしまう。そして、この奇跡を１度でも経験した医師は、決して諦めてはいけないことを、身をもって学ぶのだ。

特発性血小板減少性紫斑病：O さんの場合

　O さんは 85 歳の男性。お嫁さんに車椅子を押してもらいながら、月 1 回の診察に来られた。

　温和な表情でゆっくりとしているが、はっきりした口調で日々の様子を教えてくれる。教育者だった O さん。足腰はここ数年で少し弱くなってしまい、外出時には車椅子が必要だが、姿勢の美しさや、口調からは年齢よりも 10 歳以上若く見える。最近は読書を楽しまれる毎日の様だ。

　診察させて頂く。検査所見も変わりなし。今日もお変わりなさそうだ。6 年前が嘘の様だ。

　O さんは、特発性血小板減少性紫斑病　（ITP）という血液の難病と闘っている。

　幸い、ここ 5 年間は少量のステロイド内服で病状は安定しているが、ITP は風邪などを契機に、一気に血小板が減少（免疫の異常で体内で破壊されてしまう）して、皮膚や口腔粘膜に出血斑が出現してしまうことがある。

　最近、胃潰瘍の原因菌のピロリ菌感染が病因となる場合があることが分かってきたため、抗生剤と制酸薬を組み合わせたピロリ菌除菌がまず試されている。

　ピロリ菌除菌が無効な方や、出血が高度な方は、ステロイド治療を必要とする。

　ステロイドも効かない場合は、脾臓を摘出したり（脾臓で血小板は破壊される）、免疫抑制剤を内服する。

　最近は血小板産生を刺激する新薬（レボレード、ロミプレート）が試されて、劇的な効果を認める方が多いが、長い経過の中で約半数の方が再発を繰り返す血液難病だ。

良性の疾患であるが、消して侮ってはいけない。

私も、血小板減少時期に脳出血を合併されて、あっという間に亡くなってしまわれた方を何人か知っている。

Oさんは、6年前、口の中の出血と血尿に気づいて夜間救急外来を受診された。

半日前に舌に血豆ができたと思ったら急激に増大し、尿に血液まで混じるようになったために、家族の方が驚いて深夜救急外来に連れて来られた。

骨髄検査では、血小板の元になる巨核球は多数存在しているものの、血液中には通常10万/mm³以上ある血小板が0.1万/mm³しかなかった。

自己免疫的な血小板破壊が考えられた。

かなりの緊急事態であると判断し、すぐに入院して頂いて血小板の輸血を行ったが、輸血後も血小板値は0.2万/mm³で、全く上昇しない（通常は2万/mm³以上は上昇する）。

血液製剤のガンマグロブリン大量療法やステロイド大量パルス投与を翌朝から行うも、血尿は続き血痰（肺からの出血）も見られるようになった。

大量の酸素吸入を行ったが、夜には呼吸困難となった。

肺の出血を止めるには、ステロイド治療が効いて、血小板の自己破壊が治まるのを待つしかない。血小板投与をしても、すぐに壊されてしまう。

血小板が自然に上昇することを期待するしかないが、治療の効

果が見られるまでに、最低1週間は必要だ。とても間に合わない。御本人は意識朦朧となって会話も不可能な状態だった。

　私は、ただちに人工呼吸器での治療が必要だと判断し、御家族に現状を説明した。人工呼吸器を用いて、高濃度の酸素を気管に挿入したチューブから送り込むのだ。意識があるととても耐えられないので、意識を落とす薬（鎮静薬）を使用する。治療がうまくいけば管は抜くことはできるが、うまくいかなければ今生の別れになる。

　夜の11時を回っていた。

　Oさんが低酸素であることを知らせるアラームが、深夜のナースステーションに響いていた。

　（もうすぐ80歳と言え、昨日まではお元気だった方なのだ。1週間乗り切れば何とかなるかもしれない。）

　ところが、御家族の方からは、全く逆の提案がなされた。

　「もう高齢ですから、そこまでは治療を望みません。管を入れられて、意識もなくて、生かされているのは人間の尊厳がない状態だと思います・・・。それにその治療をして先生はおじいさんが確実に助かると言えますか？」

　どこまで医療行為を続けるかという質問は、人間の尊厳に関わる重大な問題だ。

　本人が意思表示できない状況で、「医学的に見て助かる見込みがないか、極めて低い場合、延命措置を行うのが本当に良いことなのか？」、医療の現場では、家族と医療者は常に頭を悩ませる。

　私は、Ｏさんが確実に助かるとは言い切れなかった。しかし、このままだと朝までにＯさんは息を引き取るだろうことは分かった。繰り返し、御家族に私の考えをお伝えした。

　「考えさせてください。」

　その頃には、遠方より親族の方々が集まってこられた。

　待つしかなかった。アラームの音だけが病棟に響いた。午前3時を回っていた。酸素飽和度は70%を下回り計測不可能となった。血圧は60mmHgを下回っていた。

　（もう駄目かな・・・。）諦めきれない悔しさがあった。30分がとても長く感じた。しかし、結局御家族は私に治療をまかせてくれた。

　私たちは、直ちに人工呼吸器管理を開始した。午前6時には、Ｏさんの容態は落ち着き、私はナースステーションのソファに倒れた。

　そして、奇跡が起きた。Ｏさんは1ヶ月後には歩いて退院された。

　あの日から、もう6年経つ。

　（Ｏさん本当によかったね。）

　Ｏさんの生命力が絶体絶命の危機を救った。私たちはほんの少し手助けしたに過ぎない。私は、結果として、当初の希望と反する治療行為を御家族に強いた。あの日の御家族の思いや伝えたかった気持ちはよく分かる。人間の命は有限であり、医療行為と称して尊厳を傷つけられることは許されることではないと思う。その通りだ。

　でも、私たち医師は、本当に稀だが奇跡が起こることを知っている。命のはかなさと、力強さを知るとき、命を救う医療の難し

さが骨身にしみる。

　（生命の尊厳ってなんだろうか？　命の長さを他人が決めても
よいのだろうか？）

　「まだできることがあったのではないか？」「まだあったはず
だ！」

　その昔、まだ駆け出しの内科医師だった私に投げかけられた、
息子を亡くした父親の悲痛な叫び声が忘れられない。

急性心筋炎：Ｙさんの場合

「まだできることがあったのではないか？　まだ他にあるはずだ！」

自分では既にかなりの技能があると思っていたが、まだまだ駆け出しの内科医だった頃の話。息子を失った、70歳代の父親の悲痛な叫びが、今も聞こえてくる。

Ｙさんは30歳男性。奥様と2人の娘さんと一緒に暮らしていた。

13年前の年末、Ｔさんは咳と微熱が1週間続いたために、近くのクリニックを受診された。最近流行りだしたインフルエンザを心配されていたが、抗原検査は陰性だった。レントゲンや血液検査所見には異常なく、1週間分の感冒薬が処方された。

Ｙさんは会社員。

（年末の忙しい時期に風邪くらいで休むわけにはいかない。）

処方された感冒薬を飲みながら、その後も3日間会社に通い続けたが、一向に咳が良くならない。息切れがするようになった。

（おかしい。）

冷や汗が出るようになった。Ｙさんは仕事帰りに、当院の救急外来を受診された。Ｙさんは、病院に到着するや否や、待合室の椅子に倒れ込んだ。診察室に抱え込まれた時には既に意識はなく、急激に血圧が低下し、心停止に至った。懸命の心肺蘇生術でやっと心拍が再開したＹさんは、そのままICUに入院された。

しかし、その後も心停止を繰り返した。入院後2時間。数えられないほどの回数の電気ショックを施行し、ICUの在庫がなくな

るほどの昇圧剤を投与したが、Yさんの心臓が再び拍動することはなかった。人工心臓（PCPS）を装着するも、間に合わなかった。

　私は、当直医として、ICUスタッフと共にYさんの治療にあたり、そして担当医としてYさんの御家族に辛い状況をお伝えしなければならなかった。

　（これ以上行っても、Yさんのお体を傷つけるだけだ。Yさんは戻ってこない。）

　私は、ICUスタッフにYさんの心臓マッサージをやめるようお願いした。呆然とする家族の方々を前に、Yさんは静かに帰らぬ人になった。

　朝仕事に出かけた父が、夫が、息子が、こんなに簡単に亡くなるなど、誰が認められるだろう？それは絶対に無理だ。

　「他に方法がなかったのか！」父親は繰り返し私に問うた。

　10年以上経つが、今も心の奥底から、こだまのように響いてくる。

　患者さんが回復されるのを見るのは我々のこの上ない喜びだが、医師として、悲しい情報をお伝えしなければならないことの方が多い。私も今まで何度もこうした場面に遭遇してきた。

　「他に何かできたことがなかったのか？」それは私たち医療者自身への問いかけである。

　10年以上前の話で、あまりに急激に亡くなってしまわれたので、今となっては詳細不明だが、おそらく、Yさんの御病気は激症型の急性心筋炎であったと推測される。

　急性心筋炎は、Yさんの様に、風邪などの症状に引き続いて、

急激に心不全が進行する。おそらく、ウイルスなどに対する体の異常な免疫反応が関係しているのだろう。不幸にして亡くなる方の多い病気だ。

　近年は人工心肺の装着などで急性期を乗り切れば、救命できる可能性がある疾患となったが、救命率は4割程度。あまりに経過が早くて診断すら難しいことも多い。

　一般にはあまり知られていないが、恐ろしい病気だ。

　命が生まれ、消えていく病院という現場に身を置いて、今更ながら（命は有限で、突然に終わりがくる）ことを思い知る。現代の日本では日常の生活から死があまりにも避けられてしまって、私たちは、重大なことを忘れている。

　「命がいかに尊く、はかないものなのか。」

　「命がどれほど多くの人々に希望を与え、死がどれほどの悲しみを与えるのか。」

　私たち医師は、もっと多くの人々に、「人間の命が有限であること」、そしてその意味を伝えなければいけない。

パニック障害：Sさんの苦悩

　Sさんは70歳男性。血圧手帳を毎日几帳面につけて診察時にお持ちになる。

　救急外来の常連客だったSさん。重症のパニック障害だった。幸い、ここ2年間は深夜胸痛や呼吸苦を訴えて受診されることはなくなった。

　パニック障害は急性不安発作を繰り返す。患者さんは、（死んでしまうのではないか）と強い不安に陥る。突然の動悸、発汗、呼吸困難などの身体症状が強い不安を伴って出現し、数分から数十分出現する。繰り返すうちに、心気症や鬱病、広場恐怖などへと進展していくこともある。

　進展を防ぐためにも早期に患者さんや家族に対して治療が必要で、有効な治療法が存在することをしっかりとお伝えする必要がある。抗不安薬で不安を抑えながら、同時に精神療法も必要だ。過剰な環境からのストレスから開放することが大事だ。

　Sさんは3年前の冬パニック障害を発症された。呼吸苦や胸痛を訴えて、夜間救急外来を繰り返し受診された。Sさんは一人暮らし。かかりつけの医師はいなかった。これらは後に知ったことで、当時私はSさんがどのような方か存じ上げなかった。

　3年前の暮れ、Sさんから私の自宅に電話がかかってきた。私は不在で妻が電話に出た。

　「いつも年賀状を娘に出してもらっていたが、今年は娘がなく

なったので新年の挨拶はできません。娘が先生のことをよく話していましたので。」

　お話を伺った。そして驚いた。Ｓさんは、私の小学時代の恩師のお父上だったのだ。娘さん（Ｋ先生）は、その年の６月に私たちの病院でお亡くなりになっていた。まだ50歳代だった。

　１週間発熱が続いたために、救急外来を受診されたＫ先生は肺炎球菌敗血症・髄膜炎と診断された。不幸なことに、Ｋ先生はあっという間に意識不明となり、入院後２時間でお亡くなりになった。私の病院なのに、私は存じ上げなかった。

　Ｋ先生が、何十年も前のひとりの卒業生のことを、ずっと気にかけて下さっていたことも、Ｋ先生のお父上がそのことをご存じだったことも初めて知った。

　（Ｓさんがこんなにも苦しんで助けを求めてこられていたのに、私は存じ上げなかった。）

　私は自分を恥じた。そして、なんとしてもＳさんを苦しみから救わなければいけないと決心した。

　Ｓさんは、半年間、一人娘を失ったあとの悲しみを耐えた。そして、心が空っぽになってしまった。心が折れてしまっていた。

　私は翌日、病院よりＳさんにお電話をお掛けした。

　Ｓさんが何度も救急外来を受診されていることを知ったこと、そして娘さんのＫ先生の悲しい出来事について初めて知ったことをお伝えした。そして、よければ一度診察させて頂けないか、お願いした。

　Ｓさんはその週私の外来を受診して下さった。私は、まず、自分の不明をお詫びした。そして、Ｋ先生を失い、自分も大変悲し

く思うことをお伝えした。一人娘の K 先生を失ってからの、苦しい日々について S さんはゆっくりと話し始められた・・・。

　驚いたことに、S さんは K 先生がお亡くなりになった理由について詳しく御存知なかった。カルテによると、当時の担当医は、病状について正確に伝えていた。カルテには、御家族への説明を含めて、急激にお亡くなりになった経過が詳細に記載されており、K 先生がお亡くなりになるのを目の前にしているようだった。

　しかし、あまりに経過が早すぎた。

　「直接死因：髄膜炎。死亡までの期間：短時間。」

　死亡診断書に記載された短い一文。これが K 先生の最期だった。

　K 先生は来院後わずか 2 時間足らずでお亡くなりになっていた。検査の結果には、数日要するものもある。肺炎球菌が血液培養から検出されたのは、K 先生がお亡くなりになり、退院された翌日だった。パニックの中で退院された御家族に、その後治療担当者から連絡をとる機会がなかったようだ。

　私は K 先生のお亡くなりになった状況を再度ご説明することにした。K 先生に関するすべての記録をお見せした。血圧や体温の記録、医師、看護師の記録、検査結果、そして退院されたあとに判明した検査所見・・・。私は、肺炎球菌による敗血症とそれに引き続いた髄膜炎が死亡原因であることをお伝えした。S さんは、娘さんが亡くなったあの日を追体験された。

　S さんにはお辛いことであったろう。しかし、これは必要なこ

とだと私は自分に言い聞かせた。（どうして娘が亡くならなければならなかったのか？）人は理由を求める生き物だ。

Sさんの涙が止まらなかった。どれくらいの沈黙が続いたろうか。Sさんには、その日の診察の最後にお会いすることをお約束していた。

冬の夕暮れは早く、窓から見える家々には電灯が灯っていた。私はSさんに抗不安薬と睡眠剤を処方して、2週間後に必ず受診頂けるようお願いした。

Sさんは私の目を見て、一度深くお辞儀をされて診察室を出て行かれた。お渡しした検査結果の束を胸に抱きしめながら・・・。

肺炎球菌は、その名のように肺炎の一般的な原因菌である。大葉性肺炎（肺の広範囲の肺炎）を引き起こす病原菌で、抗生剤が開発される前は、命を落とす人も沢山いたことだろう。第二次世界大戦末期に、重度の肺炎（おそらく肺炎球菌が原因）にかかったイギリスのチャーチル首相を救ったのも抗生剤（ペニシリン）だった。あの時、抗生剤がなければ歴史は変わっていたかもしれない。

「肺炎球菌感染症はもはや治る病気である」と、我々医師も安心しているところがあるが、体力が弱った方（骨髄移植後の免疫抑制剤内服中の方、御高齢の方、脾臓を摘出されている方）では、激烈な感染を引き起こすことが知られている。広大なアメリカでは、病院に到着する前に亡くなってしまう患者さんもあるために、脾臓を摘出した方には抗生剤を携帯させるという。

不幸なことに、K先生は若い頃、交通事故で脾臓破裂となり、脾臓摘出を受けられていたのだった。現在は、御高齢の方や、脾臓摘出術を受けられた方には、ワクチン接種が勧められている。しかし、肺炎球菌の予防接種（ワクチン）の接種は当時はなされていなかった。

　Ｓさんは、その後、約束通り定期的に私の外来を受診してくれた。色々な思いをお聞きした。涙で濡れた顔に笑顔が混じるようになった。診察の間隔は徐々に長くなっていき、半年後には２ヶ月に１回の診察となった。薬も減った。Ｓさんが救急外来を受診されることは以後１回あったが、最近２年間は落ち着いた生活を送られている。

　ひとはひとによってのみ救われると思う。Ｓさんにお会いするとき、Ｋ先生のお顔が脳裏に浮かぶ。Ｋ先生がわたしのことを御家族にもお話されているとは、思わなかった。思えば、私が医師になろうと最初に思ったのは、Ｋ先生が担任をして下さった頃だった。

　（Ｋ先生は、私とお父上を天国から見守って下さっているだろうか？）

　（私は今Ｋ先生にお会いしても恥じることのない医師になれただろうか？）

　医師と患者の関係の以前に人と人との関係が私に癒しを与えてくる。

　患者さんは、我々に命の素晴らしさ、不思議さを教えてくれる、人生の師でもある。医師をしていなければ出会うことのなかった方々との触れ合いは、私に人間や人生を理解するための、得難い機会を与えてくれる。

20年後に再発した悪性リンパ腫: Mさんの場合

Mさんは怒っていた。何とか説得して入院してもらったが、病室に私が部屋に入って行っても、まっすぐに目を見開いて口を真一文字に結んでいた。なにを聞いても質問に答えられない。

Mさんは、20年前に悪性リンパ腫になった。20歳代前半のMさんは、近くのガンセンターで治療を受けられ、幸いリンパ腫は寛解（一見すると治った状態）に至った。15年ほど前からは、通院も終了となった。治療後、一人娘も授かった。Mさんは夫に先立たれ、小学生の娘と暮らしていた。

（20年も経っているのに、再発など認められるものか！）

Mさんの目には怒りが満ちていた。その怒りは自分自身に、私たち医療スタッフに、娘さんを除いたそしてすべての周りの人々に向けられた。

なかなか心を許してくれないMさんに、私は途方にくれた。

しかし、20年の歳月は、Mさんの病気に対する新しい特効薬を生み出していた。悪性リンパ腫は血液の癌だ。治療には数種類の抗癌剤を用いる。

血液腫瘍は、癌の中では極めて抗癌剤がよく効く病気だが、抗癌剤治療には副作用もある。それは、抗癌剤が癌細胞だけでなく、正常細胞にもダメージを与えるからだ。

15年ほど前に登場した抗体医薬品は、腫瘍細胞の表面に出ている標識にくっつき、腫瘍細胞のみをやっつける。副作用も少なく、効果も高い。

Mさんは、リツキサンという抗体医薬品を組み入れた抗癌剤治療を行うことによって、再び寛解の状態となった。そして、自家末梢血幹細胞移植を受けられた。5年後の現在、Mさんは元気だ。

高校生になった娘さんと仲良く買い物に出かけている。診察室を訪れる M さんの顔には笑顔がみられる。

　近年、抗体医薬品をはじめとする、腫瘍細胞に対する特効薬の開発が相次ぎ、治療成績が格段に改善している。分子標的療法と呼ぶ、これらの治療は、開発中の薬が目白押しである。

　これらの薬は、間違いなく今後の医療の姿を大きく変えることだろう。多くの病気の治療法のブレークスルーが起こり、多くの患者さんと御家族に希望を与えることになるだろう。

　診察室から出て行かれる M さんの後ろ姿をみて、このような時代に医師になることができた幸せを思う。

多発性骨髄腫：血液透析を受けながら　（Ｆさんの場合）

　Ｆさんは 70 歳代男性。ここ 10 年、血液透析を週に 3 回受けられている。Ｆさんは、10 年前、急性腎不全となった。Ｆさんには、糖尿病、高血圧といった腎不全の原因はなかった。

　血液検査では、腎臓が悪い以外に軽い貧血があるくらいで、すぐには原因が分からなかった。CT、エコー、MRI、全身レントゲン、腎臓生検、骨髄検査・・・。原因を調べるために、Ｆさんには、頭のてっぺんから足の先まで、あらゆる検査を受けられた。

　1 週間後にＦさんに、担当医は聞きなれない病名を告げた。

　「腎臓が悪くなったのは、血液の病気が原因です。ベンスジョーンズ型の多発性骨髄腫です。残念ながら治る病気ではありません。命に関わる血液の癌です。」

　「でも新しい薬が開発されているので、病気の勢いを抑えることはできるかもしれません。血液内科がある病院に御紹介します。」

　多発性骨髄腫とは、血液の形質細胞の癌だ。形質細胞は、抗体という異物から体を守ってくれる蛋白を製造する、リンパ球（Ｂ細胞）の一種だ。形質細胞が癌になると、異常な抗体を大量に作成するために、腎臓の尿細管が目詰まりしてしまう。多発性骨髄腫腎と呼ばれる病態で、腎不全に至るおそれがある。

　太い封筒に入った紹介状を携えて、私の診察室に入って来られたＦさんは、焦っていた。

　「骨髄腫が良くなれば、透析はしなくてもよいのでしょうか？私の場合は、透析が始まってから半年以上経過しています。」

　「透析をすると薬が体からすぐになくなってしまうので、透析直後に薬を打ってください。」

　そのほか、色々調べられてきた質問や御要望を一気に話された。多発性骨髄腫の患者会から、たくさんの情報を得られたようだ。

　（5年後の命があるかも分からないな。）そんなFさんに私はふと不安を感じた。

　あれから9年。慢性透析を離脱できるかもしれないという、Fさんの希望は叶えられなかった。

　しかし、15年前は「平均の余命が3年」と言われた、血液難病の多発性骨髄腫を患ったFさんは、ベルケイドという新薬のおかげで今週も元気に治療を受けられている。

　医学の進歩が医療の現場に持ち込まれるスピードが、確実に早くなっている。10年で医療は大きく変貌を遂げている。このまま医療はどんどん進歩していくことだろう。私は、20年後の医療の姿を想像することができない。私たちの想像を大きく越える医療技術の登場が、多くの患者さんと御家族を救うことになるに違いない。

慢性骨髄性白血病：Ｕさんの場合

Ｕさんは高校２年生。サッカー部のレギュラーだった。体力自慢のＵさんだったが、ここ１ヶ月ほどだるくて仕方がない。練習でも簡単に息が上がる。いつもの筋肉痛とは違い、体中が痛い。関節の痛みまで出てきた。今朝は熱もある。

（これはおかしい。）

Ｕさんは高校になって初めて学校を休んだ。我々の病院を受診されたＵさんは即日入院となった。驚くような、血液検査の異常が見つかった。白血球は通常の50倍近い値を示した。貧血も見つかった。脾臓が臍まで腫れていた。すぐに血液内科診察室に案内された。

慢性骨髄性白血病だった。血液細胞が骨の中で著しく増加するために、激しい骨痛が出現していた。

慢性骨髄性白血病では、bcr 遺伝子と abl 遺伝子が染色体の転座によって融合することでできた、BCR-ABL 蛋白が、細胞増殖を著しく促進させる。近年 ABL 阻害剤（グリベック、タシグナ、スプリセル）の開発によって、慢性骨髄性白血病の治療は大きく変貌した。現在は、まずこれらの内服薬が処方される。

ABL 阻害剤は、長期間に渡って慢性骨髄性白血病の病状を安定したものにする。発売されてから20年経っていないが、（ひょっとすると、一部の人では治癒をもたらし内服を中断できるのではないか）、とさえ考えられている。

血液の癌が飲み薬で治るかもしれない。

これは考えてみると、とてつもないことだ。

　ABL 阻害薬を飲み初めて 1 週間で U さんは退院した。退院するころには、骨の痛みや熱などの症状は消失していた。U さんは翌週から学校に通うことができた。そして同級生達と一緒に卒業した。

　大学生になった今、薬を内服している以外は普通の大学生と変わらない生活を送っている。

　（精神的にもずいぶん大人になりましたね。）

　高校時代はほとんど会話が成り立たなかったが、今は診察の度に充実した毎日の報告をしてくれる。

　慢性骨髄性白血病は当初症状がない慢性期が 5 年ほど続く。やがて移行期、そして急性期へと移行する。移行期や急性期へと移行すると治療が極めて困難となるため、15 年ほど前は慢性期のうちにできるだけ骨髄移植を行うことが勧められていた。現在でも移行期に移行した場合は骨髄移植が望まれるが、慢性期にはまずは ABL 阻害剤による内服治療が選択される。

　U さんは発症してから 5 年以上経過しているが、遺伝子の異常（bcr-abl 遺伝子）も検出されなくなり、極めて順調だ。当分は現在の治療を継続できそうだ。

　私は、20 年近く以前、慢性骨髄性白血病に対して骨髄移植を受けられた O さんを思い出す。今思い出しても悲しい記憶だ。O さんは、20 歳代の女性。隣の病院の看護師さんだった。はっとするほど、美しい方だった。

　O さんは骨髄移植を受けられ病気は治ったが、移植の後遺症に苦しんだ。

　慢性 GVHD により皮膚は黒くなり、口の中の痛みが耐えられなくなった。肺が堅く空気が入らなくなり、酸素が常に必要な状況

となってしまった。Ｏさんは、移植後の１年後に肺炎でお亡くなりになった。亡くなってから、Ｏさんの左手に無数のためらい傷があるのを見つけたとき、私たちは思わず涙した。移植の副作用がどんなにＯさんの心を痛めつけただろうか。

　移植しか治らない病気があることは確かだ。しかし、移植といえども完全無欠の治療でないことを私は思い知った。あのとき、ABL 阻害剤が世にあったならば・・・。Ｏさんの人生は違ったものになっていたかもしれない。

リウマチ性多発筋痛症：Ｊさんの体験

　Ｊさんは 75 歳女性。兼業農家の長男の嫁として嫁いで 50 年。Ｊさんはこの年になるまで欠かさず畑に出てきた。畑仕事は想像以上にきつい。慣れないと、大の男も根を上げるほどの重労働だ。70 歳を越えたＪさんは手際よく作業をこなしていく。今は農協に出荷する大根の収穫に追われる毎日だ。

　でも、ここ 1 月ほど前から急に畑仕事が体に応えるようになった。両肩に湿布を何枚も貼った。いつもなら、これで幾分か楽になる。それでも肩の痛みはよくならなかった。痛みは肩だけでなく、足まで痛くなってきたような気がする。この肩の痛みはおかしい。筋肉まで痛くて動くのもつらい。そして、2 週間ほど前から、38℃以上の熱もでるようになった。

　（悪い病気ではないかしら？）

　Ｊさんは家族に連れられて、内科の新患者外来を受診された。車いすにのって診察室に入ってこられたＪさんの顔はこわばっていた。

　Ｊさんの血液検査は、全身の炎症を示す CRP が大きく跳ね上がっていた。診察した医師は、「今のところ原因がわかりませんが、膠原病や悪い病気などが心配されます。不明熱です。入院して詳しく調べましょう。」と告げた。

　入院後の全身精密検査の結果、Ｊさんはリウマチ性多発筋痛症と診断された。少量のステロイドの内服治療が開始された。

　翌日には、あんなにつらかった肩や筋肉の痛みが嘘のように消えた。熱も下がった。Ｊさんに笑顔が戻った。Ｊさんは 1 週間後には元気に歩いて退院された。

　リウマチ性多発筋痛症状は、比較的御年輩の方の不明熱の原因として多い。慢性関節リウマチと名前は似ているが別の病気で、

関節の破壊が進行することは稀だ。発熱を伴って、肩関節周囲が痛くなったり、大腿部などの筋肉痛が見られることが特徴だ。悪性疾患（癌）に合併することがあるので、ほかに癌がないか、全身の検査を施行したが、幸い癌は見つからなかった。診断がつけば、治療は比較的容易で、少量のステロイドが非常に有効である。

　以前は、何度説明しても慢性関節リウマチと区別頂けない方もいたが、最近は一般の方々にも認識されてきたようだ。新聞記事を見て、自分でリウマチ性多発筋痛症と診断して受診された方もお見えになる。高齢社会となり、今後、リウマチ性多発筋痛症の患者さんは増加してくることが予想される。

成人Ｔ細胞白血病・リンパ腫：Ｉさんの闘病

Ｉさんは１ヶ月ほど前に、右の頸部に 1cm ほどのしこりを見つけた。

痛くないので放置していたが、１週間経っても２週間経ってもしこりは小さくならない。逆に大きくなっているような気がする。Ｉさんは不安で一杯になった。

九州の兄が、数年前にリンパ節が腫れる病気で亡くなっていた。治療の甲斐もなく、見つかって 10 ヶ月ほどで帰らぬ人となった。病名は、確か、成人Ｔ細胞リンパ腫・白血病といっていたような・・・。

Ｉさんの不安は的中した。血液の成人Ｔ細胞リンパ腫・白血病に感染していることを示す HTLV-1 抗体が陽性だった。リンパ節の病理生検標本では、Ｔ細胞性リンパ腫と診断された。遺伝子検査で、HTLV-1 遺伝子が腫瘍性に増殖していることを示していた。

結果を聞いたＩさんは真っ青になった。

先日の新聞にも、「成人Ｔ細胞白血病は難治の病気で抗癌剤治療では、１年程度の生存期間」と記事になっていたではないか。

（まだ、小学生の子供もいる。ここで死ぬわけにはいかない。）

Ｉさんは、猛烈に病気について調べ始めた。インターネットからは、最新情報が得られた。医学書の専門書も取り寄せた。最近は、再発した成人Ｔ細胞リンパ腫・白血病に有効な抗体療法が開発されたようだ。

だが、治癒はやはり難しいのか・・・。

骨髄移植は唯一治癒する可能性がある治療だった。これにかけ

るしかない。

　私たちも同様の意見だった。治療はIさんの希望に沿って進めることになった。幸い、Iさんのリンパ腫は2コースの抗癌剤で寛解状態（一見すると消失した状態）となり、その後数コースの抗癌剤治療の後、無事、骨髄バンクから骨髄移植を受けることができた。診断後5年経過した現在、Iさんは元気に仕事をされている。

　成人T細胞性白血病は、日本、特に九州地区を中心とした、太平洋側の各地に多く見られる（西南日本、紀伊半島、三陸海岸、北海道など）。世界的には、カリブ海沿岸地域などに見られる。その昔、黒潮にのって日本各地に移り住んでいた人々の祖先からこのウイルスは伝わったのだろうか。

　成人T細胞性白血病の原因ウイルス（HTLV-1）は、母乳によって母親から子供に感染する（キャリアとなる）。感染した人がすべて発病する訳ではなく、発症は生涯に5％程度。ほとんどの人は発病しない。現在、母親が感染していることが分かった場合は、母乳栄養をやめ、ミルク哺乳をするよう指導している。将来的には消滅することが期待される疾患であるが、60歳以上のキャリアからの発病が多いこともあり、まだまだ当分の間はこの難治性の疾患で苦しむ方々が増えていくだろう。

　発病年齢から、骨髄移植が受けられない方が多い。成人T細胞白血病リンパ腫は日本に多いこともあり、日本で行われている抗癌剤治療は世界でトップクラスだ。しかし、移植を受けられない方の治療成績は、到底満足できるものではなかった。抗癌剤だけでは、診断から1年足らずの余命だった。

　近年、日本で開発された新しい抗体療法のおかげで、成人T細胞白血病の治療成績が改善しつつある。再発後にもこの抗体療法で1年以上元気にされている方も見える。

　日本の血液内科医師にとって大きな課題であった、成人T細胞

白血病リンパ腫の治療成績の向上は、本当に喜ばしいことだと思う。さらなる新薬の開発を切に願いたい。

患者さんに許してもらうということ

「医療行為は正当な目的があって初めて許される。」

「患者さんとの間で同意を得た行為でなければ、採血をすることも、注射を一本打つことも傷害罪に他ならない。病院の外で、メスで他人の皮膚を傷つけたらどうだろう。これは立派な犯罪だろう。」

医学部に入学したばかりの春、医学概論講義で法医学の教授は私たちに向かってこう言った。法医学の世界で言うところの、「違法性阻却論」なるものだ。

本来、医療行為は違法のものである。患者さんに利益をもたらすという条件でのみ許される（違法性が阻却される）ということだ。

聞いたとき感じた違和感を今でも覚えている。医学に身を捧げようと希望に溢れていた青年達には、「君たちが行うことは、違法行為だ」と、告げる教授の発言は衝撃だった。同級生とこの違和感について議論したが、教授の話に明らかな不満を示すものもいた。

だが、医者になって意味が本当に分かるようになった。現在の医療は、患者さんの許可を得なければ何もできない。本当に採血する際にも、神経障害などの副作用を説明し対応を書いた用紙を全員にお配りしなくてはならない。

説明と同意。医療の現場で、もっとも重要なことは、十分な説明をして、同意を頂いた上で治療を行うこと。患者さんとの契約である。そしてこのために大変な時間を要するが、これは医療者と患者さん両者にとってとても重要なことだ。

　その日は当直明けだった。夜間に何度も救急患者さんの対応をしたため、断続的にしか寝られなかった。昨夜紹介された、白血病の患者さんの治療の準備を進めなければならない。

　　（まずは、中心静脈カテーテルを挿入して、次に心臓機能をエコーで確認して・・・。当直明けと言えども、やるべきことはやらなければ・・・。）

　抗がん剤は血管から漏れたのに気がつかないと、皮膚が壊死してしまうことがある。また血管痛や静脈炎を引き起こしてしまうこともある。心臓近くの太い静脈にカテーテルを挿入すれば、これらの合併症のリスクはほぼない。また、抗がん剤治療で食事がとれなくなったりすると、高カロリーな点滴を心臓に近い静脈（中心静脈）から投与する。中心静脈カテーテルを挿入することで、抗がん剤治療は大変やりやすくなる。一方挿入する際には、重大な合併症がある。肺に針が触れることで、気胸が数％の方に生じる。

　Oさんはがっちりした方で、なかなかうまく中心静脈へカテーテルが挿入できなかった。焦れば焦るほど、うまくいかない。当直明けで、判断の鈍りがあったのだろうか。私は、Oさんに気胸を作ってしまった。

　気胸の治療のために、Oさんの治療は1週間遅れた。幸い、白血病の治療には大きな支障がなく、5年経過された今もお元気だ。

　もちろん、気胸のリスクは事前に御説明し、同意書も頂いていた。それでも大変申し訳ない気持ちで一杯で、私はOさんに謝り続けた。Oさんは、私に非難めいたことを何も言われなかった。

　ただ、「これからもお願いします。」と、私の目をまっすぐみて言われた。

　私は、今までどれだけ多く患者さんに許して頂いたことだろう。

そしてそこからどれだけ多くを学ばせていただいたことだろう。

　（そもそも医療行為をすること自体が、許しを頂く行為の連続なのだ。）

　法医学の教授の講義を思い出し、私は私を許してくれた患者さん達に深い感謝の念を抱いた。

中枢神経原発悪性リンパ腫:　治った認知症（G さんの場合）

　G さんは、70 歳代女性。最近物忘れがひどくなってきたのを心配した家族に連れられて、内科の新患外来を受診された。

　「あの・・・、母は認知症ではないでしょうか？」

　付き添ってきた、娘さんが不安そうに質問された。G さんは、最近、何度も同じことを御家族に確認するようになった。食事を食べたことも忘れてしまうこともあった。

　認知症を心配して、病院に来られる方はとても多い。物忘れ外来や、認知症外来など、専門外来もたくさんの病院で開設されている。受診される方や御家族は、かなり困ってから受診されることが多く、いろいろな情報を集められている。それでも、御家族と御本人にとって、実際に認知症と診断されることはかなりショックなことだ。

　　（断定はできないが、お歳やお話の内容から考えて認知症の可能性は十分あるな。）

　認知症と考えられていたが、実は他の病気が原因であった、という場合もあるために、一般の内科の疾患と同様、慎重な全身の診察が必要だ。私は、他の原因で認知症に類似した症状が起こっていないか知るために、G さんの血液検査を行った。'治る'認知症でないか、調べるためだ。

　　（甲状腺機能低下症はなし。貧血もなし。脳血管障害のリスクとなる、高脂血症や糖尿病、高血圧もなし。ビタミン B1 不足もなし・・・。あとは、脳の画像検査か・・・。慢性硬膜下血腫や正常圧水頭症は、筋力低下などの神経所見が揃っていないから違うかな・・・。）

　緊急性がなさそうだと判断し、脳の CT, MRI を予約して、1 週間後の診察時に結果をお伝えすることとした。

　（脳血管性の認知症は考慮しなければいけない。変性性認知症としては、アルツハイマー型認知症の可能性が高いかな。幻視はなかったから、Lewy 小体病は否定的か。パーキンソン病でも認知症が出現することがあるが、G さんには小刻み歩行などはなかった。前頭側頭型認知症の方はもう少し若年で発症するのかな・・・。）

　認知症の専門家による先日の講演を思い出しながら、（次回結果が出たら、神経内科外来受診をお勧めしよう）と決めてカルテを閉じた。

　3 日後、私に放射線技師室から電話連絡が入った。G さんの検査日だった。

　「先生、G さんの前頭葉に大きな腫瘍があります！」

　5cm はありそうな脳腫瘍が MRI には写っていた。放射線技師の方が心配して早めに私に連絡をくれたのだ。私は検査が終わり、更衣室から出てこられた G さんに、結果をお伝えした。

　G さんはそのまま脳外科に入院された。そして、脳外科での検査（生検）の結果、「脳悪性リンパ腫」と診断がなされた。G さんは再び私のもとに戻って来られた。

　G さんは脳原発の悪性リンパ腫だった。全身の検索を行ったが、脳以外には病変は存在しなかった。脳原発の悪性リンパ腫は、免疫力の低下した患者さん（エイズなど）や、御高齢の方に見られることが多い。悪性リンパ腫は血液のリンパ球が癌化した病気で、全身のリンパ節が腫れる病気だ。しかし、リンパ腫ではリンパ節

以外にも、胃や腸、皮膚、睾丸や乳房、肺、眼、肝臓、脳などの臓器に病変が存在することがある（節外性リンパ腫）。

　これらの節外性リンパ腫の悪性度は様々だ。胃の悪性リンパ腫が治りやすい疾患の代表なら、脳のリンパ腫は治りにくい疾患の代表である。通常のリンパ腫に対する治療（CHOP 療法, DeVIC 療法）などの成績は不良で、１年以上元気にされている方は稀であった。放射線治療が行われることもあったが、60 歳以上の方では晩期の神経毒性（白質脳症という、認知症のような症状）が大きな問題となる。

　以前は中枢神経のリンパ腫と診断がなされると、患者さんと御家族の今後を想像し暗澹たる気分になったものだった。だが近年導入された大量のメトトレキサート治療によって治療成績が大幅に改善した。再発も多く難しい疾患であることは変わりないが、２年以上元気にされている方もいる。

　Ｇさんも約半年間、大量メトトレキサートを含む治療を受けられた。認知症と思われた症状は、治療後消失した。３年経った今、病気は再発していない。御家族と一緒に診察室に来られている。

　近年血液の悪性疾患に限らず多くの新薬が華々しく登場しているが、メトトレキサート自体は随分以前から存在する。メトトレキサートによる脳悪性リンパ腫の治療成績の向上は、昔からの薬も使い方によってはまだまだ潜在能力を発揮できることを私たちに教えてくれる。

血管内悪性リンパ腫　（IVL）：この不思議な病気　（Mさんの無念）

　入院してから1ヶ月経とうとしていた。連日高熱が続いた。足の浮腫が出現し酸素がないと呼吸もつらい。1週間前からは寝たきりだ。

　Mさんは60歳代男性。元トラック運転手。1ヶ月前に体調不良を自覚して入院するまでは週に数回の長距離運転もこなしていた。それがどうだろうか。この苦しさは。

　（もう駄目かもしれない。何か重大な病気を医師は俺には隠しているに違いない。）

　医師は必死だった。発熱の原因としてまず感染症を疑って抗生剤や抗真菌剤を投与した。次に、悪性疾患を疑って全身のCTの撮影や消化管検査を行った。膠原病を疑って免疫異常の検査を行った。どれも大きな異常はなかった。

　でも、Mさんの血液検査結果は異常値を示すサインで埋まっていた。ひどい貧血や血小板減少を認めた。胸にも水が溜まってきた。血管内から水分が全て漏れ出てしまっている様だ。

　（DICが起こっている。）

　（Capillary leak syndrome かもしれない。）

　医師は状況を打開するために、ステロイドを投与した。効果は一時的だった。すぐに元の高熱が続き、もはやMさんの血圧は昇圧剤を用いても維持できなくなった。結局原因が分からないまま、懸命の治療にも関わらずMさんはお亡くなりになった。

　20 年近く前の話である。

　医師は、私の上級医だった。大変優秀で熱心な先生だった。私は駆け出しの内科医として一緒に診察を担当させて頂いたが、何が M さんに起こっているのか、私には見当もつかなかった。私の上級医が御家族に何度もお願いして、病理解剖をさせて頂けることになった。

　それでもすぐには結果は分からなかった。

　数ヵ月後病理結果が出た。「血管内悪性リンパ腫」。それがM さんの病名だった。

　血管内悪性リンパ腫は、変わった悪性リンパ腫である。血管の内皮細胞に付着して、悪性リンパ腫細胞が全身に進展する病気だ。

　M さんが入院されたのは、この病気が医師の間でよく知られるようになる前の話である。当時、血管内リンパ腫の診断は難しかった。リンパ腫の特徴であるリンパ節が腫れていないからだ。今では、肺や、皮膚、骨髄の生検などで診断がつくことは血液内科医なら誰でも知っている。だが 20 年近く前は、そうではなかった。診断すらつけられずお亡くなりになった M さんの様な方が大勢いらっしゃったに違いない。以前の病理学書には、「血管内リンパ腫は亡くなってから偶然見つかることが多い病気」と記載されていたことを思い出す。

　珍しい病気だ。だがあれから私は 10 名以上の血管内リンパ腫の患者さんと遭遇した。そして、病理の先生から、「血管内リンパ腫」との診断を頂くと、いつも M さんのことを思い出す。

　20 年前と違うのは、この病気が血液内科を始めとする、多くの医師に正しく認識されるようになったことだ。血管内リンパ腫は、今でも難しい病気には違いない。再発も多い。だが、早期に診断がなされ、適切な治療の結果、長期生存されている方もいる。

　診断技術の進歩と新たな疾患概念の認知は、新薬の登場と同様、治療成績に大きなインパクトをもたらす。診断と治療は車輪の両輪である。そのどちらも揃っていなければ、正しい医療ができないことを、Ｍさんは教えてくれた。

産科的 DIC: 母となった直後に帰らぬ人となった E さんの妻

　E さんは 45 歳男性。E さんは、その日（自分は世界で一番幸せだ）と思った。結婚して 8 年。待望の長男の誕生だった。妻は 39 歳。つらい不妊治療だった。

　（もう子供は諦めよう）と何度も話そうと思ったが、頑張る妻の姿を前に E さんは言い出せずにいた。妊娠が判明した時、E さん夫妻は抱き合って泣いた。

　39 歳で初産の妻は、医師に高齢出産に該当すると言われた。しかし、今日まで妊娠は順調だった。予定よりも半日も遅れたが、無事自分のあかちゃんに会うことができた。朝からずっと妻に付き添っていた E さんも、肩の荷が降りたような気がした。待ち望んだ孫の誕生に、駆けつけた両親も大喜びだった。

　E さんは、お産が無事終わった妻の顔を何度も撫でた。妻は、疲れた表情で、しかしほっとした笑顔を E さんに向けた。そしてそっと E さんの手を握った。E さんは安心して分娩室を出て病室に向かった。

　（親戚や職場の上司に、電話で報告をしよう・・・。）

　夜の 10 時だった。

　あの時までは、E さんは本当に世界で一番幸せだった。あの後の出来事は、ほとんど覚えていない。今はもう思い出したくもない。

　夜の 11 時を過ぎていた。病院中から大勢の医師や助産師、検査技師達が慌ただしく分娩室に集まってきた。走りながら分娩室から出ていくものもいた。沢山の機械が運び込まれた。モニターの音が鳴り響いていた。E さんは、担当の医師に別室に呼ばれた。

妻の調子が悪くなったという。

「出血がどうしても止まらない」のだと、担当医師に言われた。

Ｅさんは青ざめた。それでもその後、妻があんなことになってしまうとは！

医師は再び、分娩室に駆けていった。慌ただしく人々が行き来した。アラームが鳴り響いた・・・。無限の時間が経過したような気がする。

Ｅさんは再び分娩室に呼ばれた。大勢の医師や看護師が慌ただしく、妻の周りを動き回っていた。昼間に挨拶をした病棟看護師長も、自宅から駆けつけていた。病棟師長はＥさんの傍らに寄り、背中に手を添えた。

分娩台の上では、心臓マッサージや電気ショックが繰り返し行われていた。受けているのは妻だった。妻の顔は青白かった。手足が人形のようにゆれた。何本もの点滴や輸血が両手、足の付け根から入れられていた。

担当医が神妙な顔つきで、ゆっくり話し始めた。説明が頭に入らなかった。１時間以上救命処置をしているが、妻はもう駄目だということらしい。

Ｅさんは、信じられなかった。そして大声で泣いた。

産婦人科担当医の指示で、医師たちは救命処置をやめた。心電図モニターは、まっすぐの線を描いていた。妻の心臓はもう動いていなかった。

心電図モニターを見ても、Ｅさんはどうしても受け入れられなかった。必死で、蘇生術を続けるよう医師達に伝えた。医師達は救命措置を再開した。泣き叫びながらＥさんは妻の手を握り続けた。

　しかし妻は帰ってこなかった。死亡宣告がなされたのはその
1時間後。午前3時だった。

　私は、当直医として、産婦人科医師達と治療に当たった。そし
て、母親となったばかりの女性の命が消えていくのを目の当たり
にした。皆必死だった。しかし、救えなかった。虚脱感に打ちひ
しがれた。私は、命を産むという行為（出産）の本質を見た思い
がした。

　ちょうど、不幸なお産時の死亡事例で、産婦人科医師が逮捕さ
れ、医療界に激震が走っていた時期だった。過去、お産で亡くな
ることは、身近に見られたことだった。文学作品にもその様な場
面が多々あるが、現在の日本の人々は、そして警察の人々は、お
産で人が死ぬなど、信じられなかったのだろう。

　あの事件を機に、産婦人科医師の担い手が減り、産科のみなら
ず元々医師達の自己犠牲のもとに成り立っていた医療現場の緊張
の糸が切れた。地方の市中病院から大学病院まで、医療崩壊が一
気に進んだ。国民を無言で支えていた医療が大きく傾き始め
た・・・。

　Eさんの妻の出血の原因は、お産に伴ったDIC（播種性血管内凝
固症候群）であったと思われる。振り返ってみて、輸血を始め適
切な措置がとられたと思うが、不幸にも救命できなかった。Eさ
んは、到底納得できなかったが、病院から繰り返し説明がなされ、
最終的に和解が結ばれた。裁判にはならなかった。しかし、関係
者全てに辛い思いが残った。

　そして、その1ヶ月後の当直時、私は再び分娩室から呼び出さ
れた。お産後の出血が止まらないという。緊張が走った。急いで
駆けつけると、分娩室には以前と同様大勢のスタッフが集まって

いた。輸血部のスタッフも駆けつけていた。誰もが緊張の面持ちであった。幸い、今回はすぐに止血し、患者さんは無事退院された。皆で胸をなでおろした。

　病院で、多くの命が生まれ、命が消える。必死で助けようと思っても、私たちの手をすり抜けて消えていってしまった多くの命たち。多くの方々の顔が浮かぶ。助けられた人々よりも多いかもしれない。仕方がなかったかもしれない。でも助けられなくて、申し訳なかったと思う。

　せめて、今は天国で安らかであってほしい。

急性前骨髄球性白血病：油断しないで（Hさんの場合）

　Hさんは45歳男性。1週間ほど前から体がだるくて仕方がなかった。

　（最近仕事の疲れがとれないな。）

　中堅企業の課長のHさん。久しぶりに大きな契約となるはずのプロジェクトの交渉が遅れていた。今晩の会議で部長に進展状況を報告しなければならない。

　（年末の大事な時期に、自分が会社を休むわけにはいかない。）

　Hさんは昼食をとりながら今晩の会議の準備を進めた。

　その日は午後8時を過ぎても一向に会議は終わりそうになかった。Hさんは午後7時を過ぎた頃から、異様な寒気と体の震えを自覚していた。全身の汗が出てくる。頭が回らない。厳しい部長の質問に何度も言葉が詰まった。鼻血まで出てきた。

　さすがのHさんも、（これでは仕事にならない）と思った。

　部長が会議の終わりを告げた。明日までに検討する課題が告げられて、会議は午後9時過ぎに終わった。

　Hさんはふらつきながら、自宅に帰った。鼻血は一向に止まらない。明らかにおかしい。妻に連れられて近くの救急病院を受診した。

　診察をした医師は、血液検査、レントゲン、尿検査を指示した。1時間後、慌てた様子で待合室に出てきた医師は、今すぐ大きな病院に行くように告げた。午後11時を回っていた。

　日付が変わろうとする頃、当直室の私の電話に外線がかかってきた。

　「白血球が著明に増加している患者さんを紹介したい。白血病かもしれない。」

　電話の先でＡ先生が慌てていた。隣の市民病院の先生だ。

　Ｈさんが、病院に到着されたのは、午前１時。鼻出血の他に、口腔内の粘膜出血、血尿などの出血を認めた。血小板が１万/mm^{3}以下に減少していた。血液凝固系の著しい異常を認めた。白血球が10万/mm^{3}を越えていた。

　血液を染色して顕微鏡で観察し始めた私は思わず、うなった。白血病細胞がびっしりと増えていた。数は少ないが、赤く染まるアウエル小体を有する白血病細胞も見られた。

　「急性前骨髄球性白血病だ！白血球も多いし、出血傾向も強い。これはやっかいだ。十分な注意が必要だ！」

　ただちに、血小板輸血を開始し、新鮮凍結血漿の輸血を開始した。緊急事態であることをお伝えし、早急な治療が必要であることを説明した。肺炎も合併されており、抗生剤治療を開始した。ビタミンＡの誘導体（レチノイン酸）の内服を開始し、朝から抗がん剤治療ができるよう準備を始めた。

　治療の準備は万全のはずだった・・・。しかし、一番恐れていたことが起こった。Ｈさんは、午前10時に突然頭痛と吐き気を訴えた。頭部CTには、入院時にはなかった大きな脳出血が写っていた。Ｈさんは、２時間後に、呆然とする御家族に見守られて息を引き取った。

　急性前骨髄球性白血病。血液内科医師には、AML M3とかAPLとか呼ばれる。以前は、他の骨髄性白血病と同じ治療が行わ

れていた。出血が恐ろしい病気だった。このタイプの白血病細胞は、細胞の中に出血を誘発する物質をたくさん有しているために、抗がん剤治療で細胞が破壊されると、これらが大量に血液中に放出され、致命的な出血を引き起こす危険があった。

　30年近く前に、漢方薬に含まれていたレチノイン酸（ビタミンAの誘導体）がAPL細胞の老化を促し、穏やかに白血病細胞を細胞死へ誘導する（アポトーシス）ことが判明した。

　レチノイン酸の登場によって、急性前骨髄球性白血病に対する治療がやりやすくなり、治療成績も向上した。

　この漢方薬は、原因不明の貧血の治療薬として飲まれていた。人間の試行錯誤の歴史の偉大さが感じられる。ついでに、その後亜砒酸のAPLに対する効果が確認されたが、これも漢方薬の成分だった。但し亜砒酸は再発難治のAPLにしか現在は使用できない。最近、レチノイン酸と亜砒酸の同時投与法の効果が非常に高いことが示されたため、今後は、併用療法が標準的な治療法になっていくかもしれない。漢方薬から生まれた、最新の分子標的療法である。

　急性前骨髄球性白血病は、今では治る白血病の代名詞だ。しかし、安心してしまってはいけない。Hさんの場合は、variantといって、急激な白血球増加を伴う亜型だった。このタイプは特に初回の治療に出血の危険を伴う。治療前に、自然に壊れる白血病細胞が、重大な出血傾向を引き起こしていることもある。Variantタイプでなくても、治療直後に大きな出血症状を合併したり、分化症候群によって亡くなってしまう方もいる。絶対安心という治療法の開発が望まれるが、まだまだ先の話だろう。

薬剤性白血球減少症：慢性関節リウマチ治療の落とし穴
(Dさんの経験)

その日、血液専門外来は珍しく順調に診察が進んでいた。

血液外来は他科と比べると予約人数が少ない。当日の血液検査結果が必要だし、診察に時間がかかる。新規の患者さんや、調子が悪い患者さんがいると、予約時間を大幅に越えてしまうことがあった。

（本日は、移植を受けられた方々の調子も良く、紹介患者さんもいない。）あと数人で診察が終わろうとしていた。

午後からの予定を思い浮かべながら、次の患者さんを診察室に御案内しようとしていた私のPHSに、整形外科のF先生から電話があった。至急で相談したいことがあるという。

「慢性関節リウマチの患者さんで、リウマトレックス（メトトレキサート）内服中の方なのですが、白血球が500/mm³しかありません。至急診察してもらえないでしょうか？」

白血球の正常値は4000-8000/mm³ なので、 正常の約10分の1ということだ。これは、大変危険な状態だ。

Dさんは60歳女性。

（リウマチ専門医のF先生は、やはり評判通りの名医だ。）

長年、リウマチによる関節痛に苦しんでいたが、この病院に来て、メトトレキサート治療が始まってから嘘の様に痛みは消えた。整形外科外来はいつも大変混んでいた。

（まだ1時間は呼ばれないだろう。）

採血を終えたDさんは、待合室の雑誌を手にとって読み始めた。

　それから数分後に、看護師が診察室から出てきて、Dさんを見つけると、小走りに近寄ってきた。看護師は、「お伝えしたいことがあります。」と言って、Dさんを診察室へ案内した。

　F先生は、慌てているように見えた。Dさんの顔を見るなり、血液の異常があるのですぐに血液内科の診察を受けるように伝えた。Dさんは、私の診察室に案内された。

　慢性関節リウマチに対する、近年の薬物治療の進歩は著しい。副作用の少ない消炎鎮痛薬（NSAIDs）の開発や、病気の進行を遅らせるための、抗リウマチ薬（リウマトレックスなど）、ステロイドによって、関節痛などの症状を抑え、関節の変形を食い止めることが可能になった。

　近年は、関節破壊に関係したIL6やTNFなどのサイトカインの働きを抑える、生物学的製剤が開発された。早期からこれらの治療を組み合わせて行うことで、寛解と言われる、症状が消えた状態を長く続けることが可能になりつつある。

　リウマトレックスは、免疫抑制剤として使用される薬だが、抗がん剤でもある。リウマチに使用される量は極めて少量で、通常なら白血球が減少することはない。しかし、Dさんの骨髄中には、成熟白血球が見られなかった。このままだと肺炎や敗血症など、重大な感染症を合併される心配がある。

　私は、ただちにDさんに入院してもらい、白血球を増加させる薬（G-CSF）の投与を開始した。38度の発熱があったため（発熱性好中球減少症）、すぐに抗生剤の投与を開始した。幸い4日目に解熱し、白血球も速やかに増加した。Dさんは1週間後には元気に退院された。

　たとえ他の専門科の治療法であったとしても、新しい治療法に関連した副作用などの情報は常に注意しなければならない。慢性

関節リウマチに対する新規薬剤の使用が増加するに連れて、このようなケースは今後増えてくると思われる。

　しかし、慢性関節リウマチの患者さんに見られた白血球減少の原因を、リウマトレックスと決め付けるのも危険だ。

　一緒に処方されていた制酸剤（ガスターなど）が原因で薬剤性の白血球減少が生じていた患者さんもいた。胃癌切除後の悪性貧血を合併していた方もいた。驚いたことに急性リンパ性白血病だった方もいた。

　医療の現場では、予想もしないことがよく起こる。我々は、日常の現場で、変化球ばかり投げつけられているように思う。どんなに注意していても、専門の疾患を見逃してしまうこともあるのだ。

　元来医療とは不確実なものだ。人間の複雑性故、同じ治療をしても結果は同じではない。それゆえ、予想外の出来事が生じた時に、「教科書に載っていないことだ」と主張しても始まらないと思う。医療は本当に難しい仕事だと思う。我々医師には、不確実な状況に対応するための柔軟な思考と、謙虚さが必要だと日々痛感させられる。

恩師の死

　恩師の死。偶然にも、私は四人の恩師の最期に直接、間接的に関わった。救急外来に急変して来られ、そのまま息を引き取られた先生。長い闘病の末、静かにお亡くなりになった先生。御家族からのお電話で初めて当院でお亡くなりになったことを知った先生。救急車で運ばれてきたが既に自宅でお亡くなりになっていた先生は、まだ五十歳代だった。

　先生の最期にお会いする状況は様々であるが、師と仰いだ方の最期に立ち会うのは本当に辛く、動揺させられる。

　若かりし頃、絶対だと思っていた先生方が一人の人間だったのだと、改めて気付かされる。そして、自分の内部で少年時代や青年時代の記憶が一気に鮮やかに蘇り、それらがはらはらと崩れてしまうような切なさと不安を感じる。医師として冷静であるべきかもしれないが、身内の不幸と同じような衝撃を受けるものだ。

　振り返ってみると、私は、本当に大勢の素晴らしい先生方に恵まれてきたと思う。

　私は、教師は最も尊い職業の一つだと思う。内科医は、病気を治し患者さんの人生を変えることがあるかもしれない。看病に関わる患者さんの家族の人生を変えることがあるかもしれない。だが、教師の様に、未完成の人格を導き、これからの世の中を築く人を育てることはできない。

　医療バッシングは、医療崩壊が社会問題となって以降下火となったが、まだまだ医師に対する社会の評価は厳しい。しかし教育現場に対するバッシングは一向に下火になる様子がない。他人事ではない。私は、近年の、教育者に対する世間の風当たりの強さを大変悲しく思う。

　学生時代、アメリカの病院で臨床実習を受けた時の事を思い出

す。患者さん達は診察の終わりに必ず立ち上がり、" Thank you doctor" と握手を求めてきた。患者さんは学生でも doctor と呼ぶ。学生は自分たちを、student doctor と紹介する。

　文化の違いかもしれないが、我々が最後に、医師に対して、教師に対して、「ありがとう」と感謝の伝えたのはいつだろう？骨身を削って仕事をしている医師、教師の皆さんは、感謝の言葉を今日伝えられただろうか？どうだろう？以前はどうだったろうか？私は、以前の他人への配慮に満ちた日本がどこかへ行ってしまったのではないかと危惧する。

　現代日本は、あたかも「権威とされてきたものを否定することが全て正しい」というような風潮だ。教師しかり、医師しかり、警察しかり。我々は、これらの社会基盤（社会の財産）が上手く機能するのを当たり前と思っているのかもしれない。だが、実は個人の献身的な努力に頼って成り立つ、非常にもろいシステムなのかもしれない。

　先生も一人の人間であることを思い返すとき、私を導いて下さった今は亡き恩師達に、「ありがとう」と感謝の気持ちを伝えたい。

未受精卵保存：移植を前に下した S さんの決断

　S さんは 20 歳代女性。結婚を前提に付き合っている男性がいる。3 年前急性リンパ性白血病が分かった時、泣き崩れる S さんを支えてくれたのは、家族であり彼だった。抗がん剤治療で吐き気がつらかった時も、髪の毛が一気に抜けてしまったときも、痛い骨髄穿刺が嫌で仕方がなかった時も、彼は慰めてくれた。たとえメールであったとしても、S さんは彼の存在を常に身近に感じていた。

　病気は不幸ではあったけれども、病気のせいで自分と自分の周りの人々との絆が深まったように思った。本当に自分のことを考えてくれる人に出会えて幸せだとも思った。

　しかし、1 週間前から S さんは再び涙にくれる毎日だった。不幸なことに先週の骨髄検査で白血病の再発が見つかったのだ。病気の初めから担当してくれている、E 医師は、女医さんだった。いつも優しい E 先生だったが、この日は厳しい顔をして S さんに告げた。

　「すぐに入院して抗がん剤治療をしましょう。そして今度寛解になったら、移植を考えましょう。」

　「移植ですか・・・。」

　3 年前、白血病が分かった時に、医師から告げられた話を思い出す。

　白血病は一度再発すると抗がん剤治療だけで治ることは困難だという。可能なら移植をしたほうがよいのだと。但し、移植をすると高い確率で不妊になる。他人の話の様に聞いていた移植の話、それが自分に降りかかってくるとは・・・。実感が湧かなかった。彼に話す前に、今後自分がどうしたいのか十分考えなくてはいけ

ないことは分かった。

　母は慰めてくれた。「結婚しても子供がいない家庭はどれだけ
でもある。夫婦の10組に1組は子供ができないというし、まず
は自分がよくなることを考えて」、と。

　（それは慰めなのだろうか。）

　Sさんは、子供を産むという夢を諦めきれなかった。担当の
E先生に相談した。

　E先生は「まだ一般的ではないのですが・・・」と前置きをし
てから、東京の不妊クリニックを紹介してくれた。抗がん剤治療
を受ける患者さんを対象に、体外受精による受精卵保存をしてい
るクリニックはこの地方にもいくつかあったが、未授精卵の保存
をしてくれるクリニックはまだなかった。

　私は、E先生からSさんの移植までの治療と骨髄移植を依頼さ
れた。E先生の病院では骨髄移植は行っていなかった。Sさんが
未受精卵保存を希望されていることを聞いたとき私は（それは果
たして上手くできるだろうか？）と懐疑的だった。Sさんに排卵
誘発をして未受精卵を採取するには、1か月以上必要だった。

　（病気が待ってくれるだろうか？）

　それまで凍結未受精卵を使用して、移植を受けた女性が元気な
あかちゃんを出産したという話は聞いていなかった。移植後には
閉経状態となるし、免疫抑制剤や多くの薬を飲まなくてはいけな
い。胎児に影響を与える薬もある。病気の再発の心配もある。リ
スクが大きすぎる。私は、Sさんと十分話し合う必要があると思
った。

　だが、Sさんにとって、移植の前に未受精卵を保存することはとても重要なことだった。E先生の熱意とSさんの希望に押される形となり、抗がん剤治療を延期して未受精卵採取が行われた。幸い、白血病は待ってくれた。抗がん剤治療で再び寛解となったSさんは、半年後には骨髄移植を受けられ、3カ月後無事退院された。

　Sさんは現在免疫抑制剤を内服されていない。ホルモン補充療法を開始されたところだ。Sさんの希望が叶えられるとよいと思う。これはまだ分からない。

　今回はたまたま運が良かったのだとも思う。次に同じように対処できるか、私には自信がない。

　一方男性は、年齢に関わらず多くの方が精子保存を希望される。しかし移植前に抗癌剤治療を受けられていると、必要十分な精子が得られないことが多い。診断時に精子を保存することが望ましいが、診断時には急を要することが多くやはり保存困難な場合も多い。さらに保存のための費用の問題もある。近年はこちらからお勧めしても精子保存を希望されない独身男性も結構いるのだ。

　移植後妊娠希望の有無から考えても、最近は価値観が非常に多様化していると思う。医師の自分の価値観が普遍的なものではないと実感させられる。病気の治療だけでなく、その方の人生観まで配慮ができる医師になれることが理想だが、私にはまだまだ修行が足りない。

移植患者さんの苦悩：精神的サポートの必要性

　骨髄移植は壮絶な体験である。移植前治療の副作用との闘い、骨髄が空っぽになった期間の感染症との闘い、そして移植後ドナーさんの白血球が自分を攻撃する免疫反応（GVHD）との闘い。ドナーさんの血液細胞が体の中にある限り、有害な免疫反応が続く可能性がある。再発することもある。骨髄を血液内に移植すれば終わりという単純なものではない。

　治療前に患者さんには、これらのすべての合併症について時間をかけて説明していく。担当医師は、入院前から何回にも分けて説明をしていく。他の職種のスタッフからも繰り返し説明がある。

　移植コーディネーターや担当看護師、薬剤師、リハビリ担当チーム、口腔ケアチーム、ソーシャルワーカー、栄養サポートチーム、移植後長期フォロー外来チーム、緩和チーム、精神科医師・・・。

　患者さんをサポートする多くのチームの支援なしに、移植を行うことは不可能だ。

　しかしどれだけ事前に十分な説明がなされていても、実際に移植が進行していくと、多くの患者さんは移植が想像以上に過酷であることに打ちのめされる。肉体的にもこれほど過酷な治療法はないと思うが、骨髄移植患者さんの精神的な負担は想像を絶するものがある。鬱病になってしまう方が続出する。

　移植が一般的な治療となり、移植体験者から直接話を聞く機会が増えていると思われるが、以前と比較すると年齢を問わず本格的な精神科治療が必要な患者さんが増えているように思う。移植の経過を通じたプロによる精神的なサポートが不可欠な領域だ。

　私たちの病院に、精神科のＴ先生が非常勤医師として赴任され

65

たのは、３年前だった。Ｔ先生が来られてからこうした患者さん
に対する治療サポートがより専門的になった。今ではほとんど全
員の移植患者さんがＴ先生のお世話になっている。

Ｔ先生はゆっくりと時間をかけて患者さんの話をお聞きになる。
そしてカルテに残さず記載される。いつも大変な長文だ。夜遅く
まで血液病棟にいて、患者さん達の話を聞くＴ先生の後ろ姿を見
ると（御家庭は大丈夫なのだろうか）、と心配してしまう。Ｔ先
生は３児の母でもある。

Ｔ先生は、必要と判断されたら心理カウンセラーとの面談を設
定される。Ｔ先生や、心理カウンセラーのカルテ記載を見ると、
内科医師の自分がいかに患者さんの一面しか見ていなかったか気
付く。そして、患者さんの家族もいかに苦しんでいるかを知る。
それまで、患者さんや御家族がこれほど多くの苦悩を抱えて苦し
んでいるとは、私は気づいていなかった。そして、患者さん達が
Ｔ先生や心理カウンセラーとの面談をいかに心待ちにしているか
を知った。

移植患者さんと接していると、緩和医療で言うところの「トー
タルペイン」に対する医療は、終末期のみならず急性期医療にお
いても重要であると痛感する。

「トータルペイン」とは、患者さんの身体的、精神的、社会的、
およびスピリチュアルな苦痛を意味する。患者さんの苦痛に対し、
全方面からサポートする必要がある。これらは多くの専門職種の
力を統合して初めて成し得るものだ。

内科主治医の私には、残念ながら患者さんの全てを支えること
はできない。しかし、医療のコーディネーターとしての役割を果
たすことはできる。私は自分の力の限界を感じつつ、今日も多く
の方々に依頼の電話をかけた。

伝染性単核球症：キス病

Iさんは20歳女性。ここ1週間、39度の発熱が続き収まらない。一向に改善しないので、やむなく病院を受診した。のどが痛くて数日前から食事も十分にとれていなかった。点滴をしてほしかった。体がだるくて仕方がない。

医師は舌圧子でIさんの咽頭を診察した。扁桃腺にべったりと白い膜が張っていた。両側の頸部のリンパ節が累々と腫れていた。扁桃腺炎の所見だった。

　（1週間高熱が続いているし、ぐったりしている。かなりひどいな。扁桃腺周囲にまで膿瘍が広がっていると耳鼻科処置が必要となることもある。CTで確認しようか・・・。）

医師は、Iさんの胸部と腹部の診察に進んだ。Iさんに深呼吸をしてもらうと脾臓の先端が触れたように感じた。内科の疾患も頭をよぎった。医師はIさんの血液検査を行うことにした。

血液検査では予想に反して炎症反応（CRP）の増加はなかったが、肝臓の数値が異常に悪かった。急性肝炎の状態だった。食事もとれない状態で、Iさんは入院した。幸い安静と点滴による水分補給のみで症状は改善した。肝機能も正常となりIさんは1週間後に退院された。

Iさんの急性肝炎の原因は、EBウイルス。唾液を介して感染する。以前は乳児期に母親から口移しで食事を与えられて感染することがほとんどだった。

最近は青年期あるいは成人になってから感染することが多い。サイトメガロウイルスによっても同様の症状が生じることがある。大人になってから初感染が起こると、肝炎や扁桃腺炎などひどい全身症状となる。通常、1-2週間の安静で改善することがほとんどだが、稀にウイルスが体から排除されず慢性持続感染を引き起

こすこともある。また、血球貪食症候群といって白血球や血小板が低下するなどの異常を引き起こすこともある。

　医師は、Iさんの両親に原因を聞かれてどう説明したものかと迷った。伝染単核球症は、別名"キス病"とも言われている。
散々迷った挙句、医師はIさんにはこっそりと病因を説明した。
Iさんは、（そういえば）と思い当たるところがあったようだ。結局医師は両親にはウイルス性の急性肝炎だったと説明することにした。

　伝染性単核球症。年間数人の方が私の外来を受診される。女子高校生が受診することもあれば、近年は40歳代の男性が初感染で受診されることもある。その度に、この患者さんにはどう説明するか、悩んでしまうのだった。

年末年始の病院：陰で支える人々

　年末年始。多くの病院勤務の医師にとって最も大変な時期だ。病院の一般外来は休診となるが入院患者さんの治療に休みはないし、クリニックも休診となり、調子が悪い方々が大勢救急外来を受診される。

　中堅以下の医師が協力しあって外来当直や病院重症患者さんの治療に当たるが、人手が不足している分、何か問題が起こった時の対応にどうしても遅れが生じてしまう。病棟の当番医師はいるのだが、自分の患者さんの問題で迷惑をかけていないか心配になり、私もつい毎日病院に足が向いてしまう（この場合もちろん無給）。

　血液内科の治療で言うと、外部の検査機関が休みになってしまうので必要な検査が行えなくなってしまう。輸血予定への影響が出ることもある。献血される方が少なくなってしまうために、遠方から輸血製剤を取り寄せなくてはいけない。

　もちろん以前よりは随分改善されている。先輩の医師からは、以前（といっても少なくとも 20 年以上前）、年末に血液製剤が入手困難となったために、自分の血液を病院で採取して投与したことがあると聞いたことがある。献血センターのおかげで現在はこんなことはない。

　願わくば、こんな時期に病気にならないとよいと思う。

　しかし、世の中は休みだが病気の治療に休みはない。治療の予定が立てにくくなってしまうこともあり、長期の休みがないほうが病院や病院で働く医師にとってはよいのではないかとさえ思う。もちろん患者さんにとっても。

　私が医師として成長していく過程で大きな影響を受けた前病院長は、病院と結婚したような方だった。何十年も病院に来ない日はないと言われていた。

　前院長は、飲み会の時にいつも若手医師をつかまえて熱弁をふるっていた。

　「お前がこうしてぼっとしているときも、熱を出して自分の患者さんが苦しんでいることを決して忘れてはならない。」と。

　もう前院長は病院には来られないが、折に触れていろいろな言葉を思い出す。

　研修医の過労死事件の裁判で、裁判所は医師も労働者であることを認めた。

　労働条件について、医師も労働基準法に準じた扱いをうけるべきだという当たり前のことだ。だが後期研修医以上になると現状これは全く当てはまっていないし、このために体や心を壊す医師も沢山いる。病院を去る医師もいる。同僚がやめていくのを見るのはつらいがやむを得ない事情があるのだろうと思う。

　しかし、前院長の様な医師はまだ大勢いる。そのような医師が現場をなんとか支えていることも事実である。

便秘を侮らないで：　貧血で大腸癌を早期発見できなかったKさん

Kさんは62歳男性。

（最近どうもおなかの調子が悪い。便がなかなか出ない。薬局で購入した便秘の薬を飲んでも少量出ただけで、おなかの張りがひどくなる。野菜を食べていないからだろうか。）

Kさんは病院が苦手だ。風邪の際近くのクリニックを受診したことはあったが、病院には一度も行ったことはない。

（検査が嫌だ。長時間待つのも嫌だ。病院の雰囲気が自分には合わないと思う。

退職時に軽い貧血があると言われたが、何ともなかったので病院には行かなかった。2年前に退職してから健康診断も受けていない。病院に行ったことがないから、自分は健康なんだろう・・・。）

しかし今朝からどんどん腹痛がひどくなってきた。これはおかしいような気がする。

（なんとかしてもらわないといけない。）

腹痛をこらえながら、意を決したKさんは病院を訪れた。

Kさんはただの便秘ではなかった。大腸癌による大腸の腸閉塞であった。

輸血が必要なほどのひどい貧血があった。知らない間に大腸癌から出血が続いていた。大腸はガスと腸内容物で外から触っても分かるほどに腫れていた。あと少し受診が遅かったら大腸が破れていたかもしれなかった。腸内容物が腹腔内に漏れ出してしまうと、大変なことになる。腸内細菌による敗血症ショックを合併し、

急死することもある。仮に手術ができたとしても死亡率も高い。Kさんは危機一髪の状況だった。

　直ちに緊急手術で人工肛門が設置され、腸の腫れがおさまってから大腸癌の切除が行われた。

　2年前の健康診断でのKさんの貧血は軽度であったが、その際に受診されていたら大腸癌がもっと早期に発見できていたかもしれなかった。Kさんの貧血は、鉄欠乏性貧血だった。

　「男性の貧血を見たら癌を疑え。」

　先輩の医師に言われた忠告である。

　実際、貧血として紹介されてきた患者さんの中から年間数名の消化器癌の方が見つかる。消化器癌からの出血は慢性的かつ少量のことが多い。ゆっくりと貧血が進行するために体が慣れてしまって、相当ひどい貧血にならないと自分では症状に気付かないことが多いので注意が必要だ。

　閉経前の女性では、子宮筋腫などの婦人科疾患が見つかることもある。そして、閉経後の女性は男性と同じく消化器癌に注意が必要である。

　鉄欠乏性貧血は貧血の原因としてはありふれたもので、鉄剤を投与すれば大抵すぐに改善するために治療が優先されがちだ。しかし重要なのは原因検索である。重大な疾患（癌など）を見逃してはならない。それ故、私は同僚の内科医師に、「鉄欠乏性貧血は血液内科の病気ではありません」と、注意を促す目的でお伝えしている。

大人のリンゴ病に御注意を

Uさんは28歳女性。2児の母だ。

1週間ほど前から手や足の関節痛がひどくなってきた。階段の上り下りもつらい。幼稚園への送り迎えもつらくて仕方がない。

昨日から熱も出て来た。足には細かい発疹が出現している。体がだるくてなんだかおかしい。Uさんは病院を受診した。

血液検査の結果、血液数値の異常が指摘された。

白血球が通常の3分の1以下に減少していた。血小板の減少や貧血も認めたためUさんは血液内科外来に紹介された。すぐにUさんは入院することになった。

血液を作る機能の異常が疑われるらしい。

医師はUさんに骨髄検査をしたいと言った。

医師は麻酔をしたと言う。でも腰骨から骨髄液を抜かれる時、瞬間的であったが思わず涙が出るほどの痛みを感じた。骨髄検査は2度と受けたくないと思った。

1時間後、医師は、

「骨髄の様子からは血液の成熟が途中で止まってしまっている」と言った。そして、

「おそらくウイルス感染が原因ではないか、治療法は安静です」と。

関節の痛みに対する鎮痛剤の服用が必要だったが、1週間後には症状が軽快し、血液検査も正常となった。その後の検査で、Uさんの病気はリンゴ病であったことが分かった。Uさんは、まさか自分の病気がリンゴ病だとは思わず驚いた。

そういえば、とＵさんは思い返す。

　Ｕさんの子供の幼稚園ではリンゴ病（伝染性紅斑）が流行っていた。子供達は元気であったが、どこかで感染してしまったのだろうか。

　リンゴ病というと、子供の病気の代名詞だったが、近年、大人のリンゴ病に遭遇する機会が多くなってきた。子供の流行時に多いので、大人が子供から感染しているのだろう。大人のリンゴ病は子供と異なった症状を引き起こす。関節が痛くなったり、皮疹が出現することが有名だが、血液疾患と間違えられるほどの白血球減少や貧血、血小板減少を来すことがあり、血液内科に相談されることも多い疾患である。

　幼児がいる若いお父さんやお母さんは、リンゴ病の流行期、御自身の体調変化にも注意して頂きたい。

骨髄移植：ドナーさんのこと

　骨髄移植はドナーさんの善意で成り立つ医療である。ドナーさんには交通費などの実費は支給されるが、基本的に無償である。そしてドナーがどこの誰かは、患者さんにも担当医師にも知らされない。骨髄移植は最もヒューマニズムにあふれる医療行為の1つだ。

　私は骨髄移植調整医師として骨髄提供候補のドナーさんとお話する機会が多い。この場合、ドナーさんの骨髄が自分の担当する患者さんに提供される訳ではない。それでも、自分の骨髄を提供してもよいというドナーさんに、毎回頭の下がる思いがする。自分の担当する患者さんに提供してくれるドナーの方も、日本のどこかの病院でこの様に提供の準備を進めて下さったのだと思う。

　但し、調整医師として提供者の方々には、危険性を含めて十分な時間をかけて説明している。数例であるが過去骨髄採取に際して不幸な事故があったことをお伝えする必要がある。骨髄採取は全身麻酔で行われる。体質的に麻酔薬に対して過敏に反応してしまう方がいらっしゃる。ドナーさんが悩んでいるようなら、むしろ今回は見合わせたらと提案することもある。骨髄バンクを介して骨髄を提供される方は、その様な説明を受けた上で、リスクを承知の上で同意をして下さった方ばかりだ。

　移植が必要な患者さんには、面談の始めに必ずこの事をお伝えする。

　ドナーさんは仕事を休まなくてはいけないこと、リスクのある全身麻酔を受けなくてはいけないこと、腰骨に100-200回も骨髄採取針を刺されなくてはいけないこと（皮膚の穴は左右に数個）、などを順番にお伝えする。

　多くの方は今後の治療や移植を前に不安で一杯だ。だがドナーさんを含めた多くの方が応援していることに再度思いを馳せて頂

きたいと思っている。患者さんの中には、移植後の合併症のつら
さに自暴自棄になる方もいる。うつになる方もいる。そのような
場合も私は改めて患者さんの命は善意のドナーさんからもらった
ものであることをお伝えする。

　人間は決して一人で生きているのではないことを、移植医療は
再確認させてくれる。

恐ろしい虫歯：移植・抗癌剤治療前の歯科治療の重要性

骨髄移植を安全に行うには大勢の医師の協力が必要だ。

循環器内科、消化器内科、呼吸器内科、外科、耳鼻科、眼科、泌尿器科、精神科、緩和医療科、リハビリ科・・・。副作用が出現する可能性のある臓器の専門医には事前に相談させて頂く。

御相談するのは、医師だけでない。

移植治療では、歯科医師さん達の役割は大変重要である。

移植に限らず抗がん剤治療でも同じだが、白血球が減少し免疫力が低下している上に副作用で粘膜が弱っており、虫歯から細菌が血液中に入り込んで重大な感染症（敗血症）を合併してしまうことがある。抵抗力の弱った患者さん達にとっては一大事だ。

そのために、治療の前に問題となる歯がないか歯科の先生に丁寧に診察をしてもらい、必要ならば抜歯をお願いすることもある。また、フッ素の塗布や口腔内衛生の指導を数回に分けて実施してもらう。

歯科診察と治療には時間がかかることもあり、事前に十分計画を立てなくてはならない。移植治療は準備期間からすでに始まっている。移植治療には、予想も制御も不可能な事態が起こることが多いが、事前に想定できる合併症に対する入念な準備が大変重要だ。

最近、歯科医師さんからのお返事を見ていて気になるのが、男性患者さんの口腔内衛生状態の悪さだ。移植前に何本も歯を抜かなくてはならない方が結構いらっしゃる。仕事が忙しくて虫歯の治療が疎かになってしまっているのかもしれない。

　虫歯を放置すると健康な人にも重大な内科疾患を引き起こしてしまうことがある。

　虫歯が原因で敗血症が生じ、心臓の弁に細菌が感染・定着してしまうと感染性心内膜炎を引き起こす。当院でも年間数名だが、数週間高熱が持続する患者さんの中に感染性心内膜炎が見つかる。細菌の塊が血流に乗って脳梗塞の原因となったり、心臓の弁機能不全から心不全となる方もいる。この場合心臓手術（弁の手術）を要する。

　さらに、歯周病は動脈硬化など内科の病気とも関連があるとも言われている。

　虫歯や歯周病は大変恐ろしい病気である。忙しくお仕事をされている男性の皆さんも、御自身の歯の健康に気をつけていただきたいと思う。

ピルカウント：患者さんとの共同作業

医師が処方している薬を患者さんはどれくらいしっかりと内服されているだろうか。我々医師は、患者さんはほとんど処方された薬を内服してくれていると信じて診察をしている。まして命に関わる重要な薬だとしたら、患者さんも 100％内服してくれているに違いないと思うのが普通だ。

しかし、たまたま入院された際に、御家族の方が飲まれていない薬を発見して持参されることを時々経験する。

山積みになった未開封の薬を見ると、（今までの診察は一体何だったのだろうか）と頭を抱えてしまう。そんな経験を繰り返して、私は今では患者さんに言われる前に

「薬が余っていたら調整しますよ」と声をかけるようになった。

「1ヶ月分余っています」とか「2ヶ月分余っています」と答えられる方が外来をすると毎回数名いる。

最初は苦笑いをしていたが、（こんなものか）と思うようになった。必要な薬を飲まずにどうしてこの方は問題なく過ごされているのだろうかと、不思議になってしまう。必要だという前提が間違っているのかもしれないと、恐ろしいことを考えてしまう。

だが医師として譲れない場合もある。

最近は内服の抗癌剤治療が多く行われている。

分子標的療法薬に多いのだが、薬の値段が 1 日 1 万円以上する治療薬もある。

分子標的療法薬は値段も高いが、治療効果も優れている。

例えば、慢性骨髄性白血病では移植をせずに長期間病状が安定

化することが可能になった。

　医師としては、必ず内服されていると思っているのだが、飲み忘れる方もいる。

　治療効果と忠実な服用が密接に関連しているという報告もあるため、飲み忘れは見過ごせない。エイズの治療では、内服を忘れることで、エイズウイルスが薬剤耐性を獲得する危険性もある。また、多発性骨髄腫に使用されるサリドマイドという薬は大変有効なのだが、かつて妊婦さんに睡眠薬として使用されて胎児の四肢異常を来した。家族の他の方が、余った薬を間違って飲むなどの事故はあってはならない。安全上の管理が十分に必要だ。

　そこで私は最近、患者さんにこれらの薬を診察室に持参してもらっている（サリドマイドなど義務化されている薬もある）。

　これをピルカウントと言う。

　一緒に確認するのだから、患者さんは今度こそきちんと内服してくれるだろうと思いきや、それでも月に 1-2 回の飲み忘れをされる方もいる。

　ピルカウントは忙しい外来の最中には大変だが、患者さんの人となりが分かる側面もあり、私は結構楽しんでいる。薬のシートにランダムに穴を開けて持参される方、きちんと重ねて持ってこられる方・・・。ランダムに開いた穴を見ると、物事にとらわれない性格の方なのだなと思う。重ねられたシートは外すのが大変だが、几帳面な方なのだと感心する。

　患者さんと一緒に薬の山を見つめながら、治療についてお話しする。

　そして、飲み残した薬を前に内服ができない理由を直接お聞きする機会が増えた。中には、副作用から飲むことがつらかったと

おっしゃる方もおり、副作用の少ない治療法に変更した方もいた。その方は薬の変更で内服が継続でき、治療効果も得られた。

　慌ただしい外来で、患者さんが全部を話してくれるとは限らない。ピルカウントは、診察室の会話で、患者さんのことを全て分かった気持ちでいてはならないことを教えてくれる。

健康食品・サプリメント：抗癌剤治療上の問題

「健康食品やサプリメントを飲んでもよいですか？」

「親戚の方がくれたのですが、これ飲んでも良いでしょうか？」

　これらは、血液疾患の患者さんから受ける質問のトップ5に入るだろう。

　血液の病気は目に見えないし、自覚症状がないことも多い。病気が分かってこれから治療をしようとする時に、まず治療の必要性を理解して頂く必要がある。血液疾患は病気が急激に進行することが多く、入院翌日には治療を開始しなくてはいけないことも多いので、時間に余裕がない。

　そもそもどうして治療を受けないといけないのか、なかなか納得がいかない方もいる。血液疾患の性質上やむを得ないが、目に見えない病気を患者さんへ説明するのは大変だ。イラスト入りの冊子を用いて時間をかけて一生懸命治療について御説明する。だが説明はどうしても難しくなってしまう。困った表情の患者さんの顔を見ると、こちらも焦ってしまう。

　そこで、私はできるだけ具体的な日常生活での留意点（食べ物や生活の制限）に重点を置いてお話しするように心がけている。

　健康食品やサプリメントについての御質問は、かなりの患者さんから受ける。実際のサプリメントを見せてもらうのだが、実にいろいろなものが世の中にあることに驚かされる。癌に効果があるとされるメシマコブやアガリクスなどを、知り合いから勧められて既に内服している方もいる。なんだかよくわからない水を持参される方もいる。値段を聞くと非常に高価だ。

　（飲みたいけれどよいだろうか）と迷われている方も結構多い。西洋医学では治しきれない病気に悩む患者さんが、これらの"代替"医療に希望を託す気持ちは分からないでもない。だがこれから治療が始まろうとする時だ。

　「私も頑張ります」と患者さんからこれらを見せられると、医師としては複雑な気持ちになる。

　（この方の趣味は健康食品なのか？）と感じてしまうこともある。

　私は、血液の治療を受けられる方には、少なくとも治療中は健康補助食品やサプリメントを控えていただくようお伝えしている。何が入っているか分からないからだ。

　こんなことがあった。白血病治療中の患者さんの熱がなかなか下がらなかった。抗生剤を使用しても改善しない。色々調べると、カビの感染を示す検査値が異常高値だった。血液疾患でカビ（真菌）感染は命取りだ。慌てていろいろなカビの薬を使用したが、それでもなかなか良くならない。

　ある時、患者さんのテレビ台に見慣れぬ小瓶が置いてあった。サプリメントだった。

　（ひょっとして・・・。）

　成分表を見せてもらうと、酵母の菌体成分のルテインを含んでいた。カビの検査値異常はこのサプリメントが原因だった。内服を中止すると検査値は改善した。その後も熱は続いたが白血球の回復とともに改善した。

　サプリメントの中には治療薬の血中濃度に大きな影響を与えてしまうものもある。治療中控えてもらうに越したことはない。

　健康食品やサプリメントの他にも、食事についても具体的な質問を頂く。血液疾患の治療には食事制限がある感染症の危険があ

るので、生ものは食べられない。一番患者さんがつらいのは、刺身が食べられないことのようだ。

「いつになったら、刺身を食べられますか？」とよく質問される。

生焼けの肉も危険だ。移植後数年経過しているのにバーベキュー後にひどい下痢になって救急外来に運び込まれてきた移植患者さんもいる。

「いつになったら、温泉に行くことができますか？」という質問も多い。

温泉も危険だ。水回りには免疫力が低下した方に大きな感染症を引き起こす病原菌がたくさんいる。

「刺身も駄目、温泉も駄目」と言われたら、私は悲鳴をあげそうだ。心を鬼にして患者さんには「駄目です」とお伝えしているが辛いことだろう。日本に生まれて刺身も温泉も駄目なんて・・・。

海外でも日本食がブームだ。治療の際に刺身が食べられないことを残念に思う外国の方々も今後増えてくるのだろうか。

怖い味噌や生ビール：化学療法中の食事制限

　細菌やカビなどに囲まれて我々は生活している。微生物の能力は我々の生活を豊かにしてくれる。古来より我々は醸造技術の恩恵を受けて豊かな食生活を楽しんできた。味噌、醤油、酒、漬物、乳酸菌製剤・・・。現在の日本人の食生活も、発酵技術や醸造技術と切っても切れない関係にある。

　しかし抗癌剤治療時は別だ。

　抗癌剤治療（化学療法）による白血球低下時には、通常では問題とならない病原菌が命取りになることがある。土壌や水回りの常在菌だ。花瓶の水の中にいる菌が重症肺炎を引き起こすことがある。血液病棟に限らず、内科病棟の病室で生花を見なくなって久しい。

　病棟でも、水回りの管理には大変な神経を使う。病室のシャワーのノズルの中にいる細菌が感染を起こすこともある。共同トイレのウォシュレットの水滴を介して下痢感染を引き起こす細菌もいる。

　空気中に漂っているカビもいる。移植患者さんには、工事現場や古い家屋の解体現場には近寄らないようにお願いしている。

　抗癌剤治療を開始すると、「周りがバイキンだらけの様な気がする」と患者さんに言われるが、実はその通りなのだ。

　食事についても十分な注意が必要だ。かつて、自家製味噌によって全身にカビが感染してしまった患者さんの話を聞いたことがある。味噌麹はカビの一種のアスペルギルスにほかならない。血液内科医師が最も恐れて、嫌うカビである。

　まさか、味噌からそんな感染症が起こるなど信じられないかも

しれないが、抗癌剤治療中は「まさか」が時々起こるので十分な注意が必要だ。

治療後もしばらくは免疫力が落ちているのでこれらの食事は控えてもらっているが、再開時期は患者さんの状態を見ながら相談して決めている。

漬物や、キムチ、納豆など発酵食品は多数ある。これらは、食べられないと言われると無性に食べたくなるものだ。移植後の安定した方には、どうしても食べたければ、火を十分通して食べるようにお伝えしている。喜んですぐに食べられる方もいるし、移植後5年以上たっても食べられない用心深い方もいる。その方の人となりがうかがえて興味深い。

カビといえば、大学院時代、研究室で白血病の細胞を大量に培養していた。細胞の培養もカビとの闘いだ。カビが感染してしまうと、大事な細胞が駄目になってしまう。実験ができなくなってしまう。大変神経を使う作業だった。

それでも時にカビが生えてしまうことがあった。研究室の細胞は同じ培養庫で培養しているので、他の研究者の細胞にもカビが感染してしまうと大変だ。

当時の上司から聞いたドイツの研究室の話である。ドイツ人はビールを大量に飲む。それも平日から。ビール当番の大学院生がいて、いつもクリーンルームにはビールが買い込んであったそうだ。でも、細胞実験の前の日はビールを飲んではいけないことになっていた。

生ビールの中の酵母が吐く息に混じっていて、大事な細胞培養液に感染してしまうといけないから、と言うことらしいが・・・。

本当だろうか？

「熱処理していない生ビール（地ビール）は控えておいたほうがよいのでは」

　その話を聞いてから、念のため患者さんにお伝えしている。移植患者さんの担当の時には、私も生ビールは（極力）飲まないようにしている。

　移植という治療から、食文化について考えさせられる毎日である。

自家末梢血幹細胞移植：悪性リンパ腫の M さんの場合

　M さんは 55 歳女性。5 年前に悪性リンパ腫と診断された。大腿部のリンパ節のしこりに気がついた時には、病気は全身に広がっていた。骨髄や脾臓・肝臓にも病変が進展していた。

　「Stage4 の進行期です。病気がかなり全身に広がっています。但し、悪性リンパ腫は抗癌剤がよく効きます。このタイプのリンパ腫では、進行期でも半分の方は病気が治る見込みがあります。」

　「進行期ですが末期という訳ではありませんので、治療を頑張りましょう」。

　幸い抗癌剤治療はよく効いた。2 コース目にはリンパのしこりは分からなくなっていた。10 年ほど前に開発された抗体を用いた治療によって、治療成績が向上しているという。半年間の抗癌剤治療を受けて、病気は治ったかに見えた。M さんは 0 カ月後には職場に復帰して仕事も始めた。体調もよく、定期的な通院以外は病気の以前と同じ生活だった。順調だった。

　ところが診断から 4 年後、左腋のリンパ節が腫れてきた。あと数カ月で 5 年経つところだった。医師は、5 年間経てば再発の心配が少なくなると言っていた。

　再度のリンパ節生検の結果、悪性リンパ腫の再発が確認された。今回は前回とは違う治療を行ったが、幸い治療がよく効いた。M さんは再発が判明して半年後に自家末梢血幹細胞移植を受けた。

　大量抗癌剤治療の副作用は、それまでの抗癌剤治療よりもつらかったが、移植から 1 カ月余りで退院することができた。自家末梢血幹細胞移植後 1 年経つが、リンパ腫は再発せず経過は良好だ。M さんは再び職場復帰を果たした。

　血液の癌には抗癌剤がよく効く。かなりの方は一旦病気が治ったかと思われる状態になる。問題は再発だ。病気によっては、半分以上の方が再発されてしまう。再発に対する治療が課題となっている。

　再発した癌は、初回の抗癌剤治療を乗り越えてきた癌だ。同じ治療をしていては効果が見られないことが多い。そこで、薬の内容を変えたり、初回よりも大量に抗癌剤が投与される。自家末梢血幹細胞移植を伴う大量化学療法は有効な治療法だ。

　一般に抗癌剤は多ければ多いほど治療効果が高くなるが、同時に副作用も大きくなる。元気に増える細胞ほど抗癌剤の影響を受けやすい。血液細胞は体の中でも最も増殖が速い細胞で、大量抗癌剤治療によって血液を作れなくなってしまう恐れがある。

　このため、自家末梢血幹細胞移植では、あらかじめ自分の造血幹細胞を採取し保存する。こうすることで、通常では不可能な大量の抗癌剤治療を行うことができる。整形外科などの大きな手術の前に自己血貯血が行われるが、イメージとしては同じだ。幹細胞採取には造血幹細胞を骨髄から末梢血に動員するための注射（G-CSF）の投与が必要で、成分献血のような機械を用いて4-5時間かけて行う必要がある。自分の細胞を輸血する治療であり、移植という名前は付いているが、実質は大量の抗癌剤治療である。骨髄バンクを介したドナーさんからの移植や兄弟からの移植（同種移植）とは異なっている。

　血液の疾患の治療では、自家末梢血幹細胞移植を多発性骨髄腫の初回治療に組み込んだり、悪性リンパ腫や急性前骨髄球性白血病などの再発時の治療として広く行っており、効果が確認されている。

　10年ほど前は、乳癌や腎臓癌など、固形癌に対する効果も期待されていたが、治療効果や副作用の問題もあり現在では行われて

いない。

　癌の治療ではないが、膠原病に対する治療法としての報告もある。抗癌剤を使用して、免疫状態をリセットすることで、自己免疫の異常を治すことができるという。

　自家末梢血幹細胞移植が行われるようになってから 20 年近く経つ。新薬の登場によって今後治療上の位置づけは変わるかもしれないが、同種移植と異なり、有害な免疫反応がないなどの利点も大きい。血液内科医師と患者さんにとって今後も大事な治療法である。

肥満は恐ろしい： 抗癌剤治療の障害

かつては海外で見かけるような高度肥満患者さんは日本人には
珍しかった。

しかし最近は肥満患者さんが日本でも増加している。肥満は高
血圧、糖尿病、高脂質血症などの一因となる。これらの合併症が
あると抗癌剤治療のリスクが大きくなってしまう。

肥満であると骨髄移植のドナーさんが見つかりにくいというデ
メリットもある。移植に必要な骨髄細胞数は患者さんの体重で決
まっているからだ。

中心静脈カテーテルの挿入や髄液検査、骨髄検査なども難しく
なってしまう。あまりの肥満だと、針が血管や髄腔内に届かなく
て困ることもある。看護師さんによる普通の採血や普通の点滴も
難しくなってしまう。肥満患者さんの治療は、我々医療者側から
見て大変である。

肥満に関して、もっと重大な報告もされている。

最近、白血病やリンパ腫の治療において肥満患者の成績が不良
であると報告された。抗癌剤が十分投与できないことが原因のよ
うだ。

抗癌剤は基本的には体格によって投与量が決められる。どんな
人にも同じ量が用いられる抗癌剤もあるが例外的だ。体格によっ
て決められた量を元に腎機能や肝機能などで投与量が調整される。
年齢も考慮されるが、体力や臓器の予備の機能には個人差が大き
く、量を調節する決まった基準はない。

体格の指標として、体表面積あるいは体重が用いられる。体重
を用いる場合は、肥満患者さんでは投与量が過大になり副作用が
大きく出現することがあり注意が必要だ。

そこで、高度肥満患者さんの抗癌剤投与量を決める際には、理想体重と実体重の中間値を用いるなど工夫がされている。しかしこれは逆に治療効果が低くなってしまう原因となる可能性もある。

肥満と治療効果との関連についての研究は始まったばかりだが、肥満患者さんの治療の困難さについては、現場の感覚とも一致していると思う。

私たちは、今まで移植を受けられる患者さんにはダイエットの必要性を御説明してきた。今後は一歩進んで、化学療法を受けられる方全員にお伝えする必要があるかもしれない。

移植に向かう心の準備

　10数年前、骨髄移植には高度の無菌室処置が必要とされていた。患者さんが無菌室に入室する前には、ホルムアルデヒドによる室内消毒が行われていた。無菌室の中でモクモクとホルムアルデヒドの煙を焚くのだ。外に漏れ出ないように、深夜、私たちはテープで部屋のドアの隙間を目張りした。

　無菌室に入室する前には、患者さんは全身のイソジン入浴を行った。

　無菌室の中にはさらにテントの様なビニールの覆いがあった。ビニールテントの中に入る回数も少ないほうがよいと言われていた。簡単な診察や処置はテントの外からできるように、ビニールには手袋がついていた。手袋に手を入れて診察することもあった。

　無菌室に入室する際は、医師も看護師も入念に手洗いをしてマスクと帽子と手術着を着用した。ゴミの掃除や必要物品の補給が必要だが、入室回数が制限されているため、休日などは医師が内部の掃除もした。

　医療者が無菌室に入室する前のエアーシャワー室がある施設もあった。

　まるで無菌動物舎に入る前のようだった。

　家族は無菌室のビニールの覆いの外から患者さんを見守った。

　まだ移植は特別な医療で、医療者も患者さんもこうした準備をきわめて真面目に行っていた。

　現在の移植治療の様子は10数年前とは様変わりしている。

　ホルムアルデヒドによる室内滅菌や患者さんのイソジン入浴な

ど、随分前に行われなくなった。

治療は一見すると普通の個室で行われている。きれいな空気の流れを作るために高性能の空気清浄機が装着されているが、ビニールのようなテントもない。

看護師も医師も普通の白衣で入室する。

手洗いやマスク着用をして入室するが、以前のような重々しいものではない。

患者さんもシャワーを使用することもできるし、家族が傍らで付き添うことも可能だ。

こうした治療環境の改善や治療法の改良によって、患者さんにとって、移植医療は以前よりは確実によりやさしいものになったと思う。移植が当たり前の治療になり、より多くの患者さんが助かるのは素晴らしいことだ。

だが、それなのに、移植が予想以上に大変なことに驚く患者さんも増えているように思う。

かつて移植に向かう患者さん達が行っていた様々な準備を思い出す。今から思うと儀式の様で、（そこまでしなくてもよかったのに）と思うことも多い。だが、移植に向けた心の準備のためには有効だったのかもしれない。

移植とペット

　ペットと暮らす人々が増えている。ペットは我々人間を癒してくれる。大事な家族の一員として、犬や猫などのペットと寝起きを共にしている家庭も多い。

　しかし抗癌剤治療を受けられた患者さん達にとって、このペットとの付き合いが問題になる。

　「ペットと今まで通りに接してもよいでしょうか？」

　最近、退院にあたって患者さんからよく質問される。

　患者さんが退院後に一番不安に思われるのは、抵抗力の低下による感染症である。

　人混みは可能ならば避けてもらうこと、外出時にはマスクをすること、自分を守るために十分な手洗い・うがいをされるようにお伝えしている。

　小さなお子さんは、風邪（病原ウイルスなど）の宝庫である。小学生以下は入れない移植病棟も多い。退院後も、患者さん自身のお子さんは別として、小さなお子さんと濃厚に接することを控えてもらうようにお願いすることもある。

　身近で暮らす家族にも、患者さんに病原菌を移さないように、御自身の健康管理に注意されるようお願いしている。最近はインフルエンザの予防接種を打っていない大人の方もいるが、移植患者さんの御家族にはできるだけ接種をお勧めしている。

　私は患者さんや御家族からペットとの接し方について質問を受ける度に、感染症から患者さんを守るこうした行為をペットにもお願いしたい気分になる。そんなことができるペットがいたらよいと思う。

　実際は、人畜共通感染症として移植後に問題になる病原菌は少ないと思う。

　しかし、ペットは感染症予防策について理解できる人間とは違う。科学的ではないかもしれないが、それまでと同じようにスキンシップをすることにはやはり不安を感じる。

　とはいえ、家族同然のペットである。

　「処分したほうがよいですか？」と言われると返答に困ってしまう。

　ペットとの付き合い方について、はっきりした基準やガイドラインがあるわけでもない。だが、これだけペットと暮らす人が増えてくると今後もこの質問を受けることは続きそうだ。

　そこで、私たちの病院ではスタッフ皆で散々悩んだ挙句、「別の部屋で飼うこと」、「直接は手で触れないようにすること」、などの対応策を決めてお伝えしている。

4度目の癌告知

Oさんは50歳代女性。月に1回病院に通う生活は、もう15年目になる。

30歳後半に乳癌を患い、手術と抗癌剤治療やホルモン治療を受けた。40歳代には子宮癌の手術と放射線治療を受けた。そして2年前には悪性リンパ腫が判明した。抗癌剤治療を半年間受けて、幸い病気は今のところ治っている。

子宮癌が見つかった時には、Oさんも絶望的になった。

（どうして私はこんなに、色々な癌になってしまうのだろう？）

（私の父も悪性リンパ腫だった。家系なのかしら。）

Oさんは、父親の闘病も身近で見聞きしてきたし、自分も複数の抗癌剤治療を受けてきた。ともに闘病する仲間達もできた。

癌は意外とゆっくりと進行する病気である。

Oさんは、自分の病気を通じて死や生についてじっくり考える機会が増えたように思う。

健康なころは考えもしなかったことである。

（癌だからといって、それほど恐れることはないのかもしれない。）

そんな思いが、ふと心に浮かぶようになった。

ちょうどそんな頃だった。

いつものように診察室に入ると、担当医師は、じっとOさんの

顔を見つめていた。

　そして、何か言いにくそうに、血液検査の結果を O さんの前に差し出して、説明を始めた。

　「血小板が異常に減少しています。今すぐに骨髄検査をしましょう。血液の異常が心配されます。」

　O さんは言われていることが理解できなかった。

　（自分は、血液のリンパ球の癌の治療を受けた。再発しているということなのだろうか？）

　O さんの病気は、骨髄異形成症候群という造血腫瘍だった。

　4 番目の癌だった。

　抗癌剤治療や放射線治療を受けられてから数年たって発症されたことから、おそらくこれらが原因となった可能性がある。

　2 次性の骨髄異形成症候群である。これは大変難しい病気だ。

　骨髄異形成症候群は、血液が上手くできなくなってしまう造血機能不全という側面と、癌としての側面がある。進行すると急性の白血病へ移行することも多い。造血不全による肺炎などの感染症や、白血病へ進展されることが致命的になる。難治性の疾患で、現在のところ造血幹細胞移植でしか治癒は望めない。

　O さんには、幸い HLA が適合した兄がいたため、末梢血幹細胞移植を行うことができた。

　心臓が耐えられる限度ぎりぎりの抗癌剤がすでに投与されており、移植の前治療は、治療強度を弱めて行われた。ミニ移植と呼ばれる方法である。

　６カ月後、つらい合併症を乗り越えて、Ｏさんは退院され再び通院生活が始まった。

　（いつか再発するかもしれない。いつか５番目の癌と言われるかもしれない。）

　不安はある。しかし、多くを考えても仕方がないとも思う。

　近年、抗癌剤治療の進歩により、Ｏさんの様に複数の癌を乗り越えて生活されている方が増えている。

　そんな方々を見ると、

　（１つの病気の治療でも大変なのに、なんという大きな試練だろうか）と思う。

　だが、Ｏさんは、いつも前向きに治療に臨もうとしている。

　私はその人間の大きさに圧倒されてしまう。

　きっと、私には見ない、大事なものがＯさんには見えているのだろうと思う。

病院のもう１つの役割

　医師は、大学の医局の人事に従って５年から10年で転勤を繰り返す人が多い。

　病院には特色がある。一般市中病院から大学病院、企業の診療所やクリニック、献血ルーム・・・。

　色々な職場で働く経験を通じて、私は、自分で考えて様々な問題に対処することができるようになったと思う。

　全て私にとっては大事な職場であった。

　私はかつての職場の近くを通る時、何とも言えない郷愁を感じる。無我夢中で働いた日々やうれしかった思い出、そしてつらかった出来事が瞬時に蘇る。今から白衣を着て病棟に駆け付けなくては行けないような思いに駆られる。

　それだけに、10年ぶりに自分が働いていた病院に再度赴任することが決まった時、私はこの上ない喜びを感じた。

　赴任の挨拶の際に、かつて一緒に働いていた大勢のスタッフが声をかけてくれることが、とてもうれしかった。

　医師、看護師、事務、放射線技師・・・。

　皆が、かつて自分が担当させて頂いていた患者さんのその後の話を聞かせてくれた。10年前なのに詳細な記憶に驚かされた。自分はひとりで闘っていると思っていたのは間違いだったことに気付かされた。

　現役世代にとって人生の大半を過ごす職場。

　患者さんにとって非日常に他ならない病院が、私達医療者にとっては職場であり日常である。

　先輩医師に怒られ小さくなっている研修医達。

　患者さんには見えない詰め所の奥で、自分の未熟さに悔し涙を流す新米看護師達。

　毎年繰り返される風景だが、やがてそれぞれがたくましく育っていく。

　病院とは、医療者を育てる場所でもある。

アルコール依存症: サングラスの奥に隠された F さんの苦悩

10 年ぶりにかつての職場に戻った私が、どうしても気になる患者さんがいた。

当時 20 歳代の土木作業員だった F さんである。

F さんは、急性膵炎を繰り返して、救急外来を繰り返し受診されていた。

15 年ほど前の事である。

その日もひどい腹痛を訴えて救急外来を受診されていた F さんは、重度の急性膵炎と診断された。命の心配がある状況で、入院治療が必要だった。

ところがそれまでの病院内での数々の問題行動のためか、主治医がなかなか決まらなかった。

内科医師は専門科に進む前に、経験を積むために色々な疾患を経験することが求められる。駆け出しの内科医師だった私が F さんの担当医になることになった。

F さんは良い患者さんではなかった。頭はスポーツ刈りで、いつもサングラスをはめ、柄の入ったシャツを着ていた。人を近付けない雰囲気があった。

ひどい膵炎を繰り返して入院をしているにも関わらず、F さんは病室から度々いなくなった。

点滴をぶら下げたまま、病院の外で煙草を吸っている F さんの

姿が病棟スタッフにより何度も目撃されていた。

　空になったお酒の瓶が病室から発見されて大事件になったこともある。

　大柄で強面のＦさんは看護師から恐れられていた。

　私を含めた病棟スタッフが喫煙や病院内での飲酒を何度とがめても、頑として認めようとしなかった。

　しかし、明らかにアルコール過量摂取による膵炎だった。

　そして、いつも１週間ほどして膵炎の数値が改善してくるとすぐに退院をしていった。

　私は担当してすぐに、Ｆさんが重度のアルコール依存症であることに気がついた。

　当時の日本社会は、欧米諸国と比較してアルコールによって引き起こされる問題にあまりにも寛容過ぎた。

　今でこそ飲酒運転には厳しい罰則が決められているが、アルコールが引き起こす問題についての社会の関心の低さは当時とあまり変わりがないのではないだろうか。

　アルコール依存症は、大変恐ろしい病気である。

　アルコールに対する精神的な依存から始まって、やがて身体依存へと進展してしまう。急性膵炎を合併するなど、自分の健康を著しく害してしまうだけでなく、社会的にも破滅の道を歩んでしまうことが多い。仕事が継続できなくなったり、家庭を壊してしまう人もいる。

　アルコール依存症は立派な病気であり、専門的な治療が必要な疾患である。

　身体依存になってしまうと、精神科などで専門的な治療を受けなければ、自分の意志だけでアルコールを断つことはおそらく不可能である。もはや意志の強さの問題ではない。そしてアルコールは完全に断つことが必要で、減量ではいずれ再発してしまう。

　私はFさんと十分な話し合いをする必要があると考えた。

　Fさんには「アルコール依存症」という専門的な治療が必要な病気であることを説明し、アルコールに関わる問題について、繰り返し話し合った。

　私の外来通院と併せて、アルコール依存症の専門外来の受診をしてもらった。断酒会も御紹介した。

　Fさんはその後2回急性膵炎で入院されたが、徐々に救急外来を受診する回数が減ってきた。

　「お酒は1カ月飲んでいません。」

　と、笑顔で話すFさんの笑顔を初めて外来診察室で見た時の喜びを今でも思い出す。

　（もう大丈夫だろう・・・。）

　その後、私の転勤が決まり、Fさんの治療を消化器内科の専門医師に引き継いだ・・・。

　10年ぶりに戻ってきた時、Fさんを引き継いだ医師はすでに転勤でいなかった。

　Fさんのその後がどうしても気になった私は、当時研修医だった後輩医師にその後の様子を聞いてみた。

Ｆさんは亡くなっていた・・・。

私は絶句した。

私が転勤して間もなく、交通事故で亡くなったという。

「おそらくアルコールを飲んでいたのではないか、大変な患者さんでしたね。」と後輩医師は言って去って行った。

私は今も診察室で見たＦさんの笑顔を思い出す。

強面で、いつも医療スタッフに恐れられていたＦさん。

でもサングラスで隠した表情の奥には、アルコールをやめようと必死でもがいていたＦさんがいたことを私は知っている。

骨髄移植によって血液型は変わる：性格も変わる？

骨髄移植をするためには、ヒトの組織適合抗原である HLA の型を合わせなくてはいけない。

しかし血液型として最も有名な A, B, O 式の血液型はあっていなくてもよい。

骨髄移植によって血液自体が入れ替わるので、血液型が変わる場合もある。

「血液型が変わります」とお伝えすると、多くの患者さんは驚いた表情をされる。

血液型を自分のアイデンティティとしている人も多く、

「血液型が変わると、性格が変わりますか？」

と質問されることがある。

血液型が変わって性格が変わることはない。

しかし移植という経験を経て、性格や価値観が変わる方は大勢いる。

移植で頂く骨髄液はドナーさんからの命の贈り物である。

提供してもドナーさんが報酬を得られるわけではない。この無償の奉仕行為がなければ、移植医療は成り立たない。

患者さんには、ドナーさんが誰かは知らされない。連絡を取り合うことも制限されている。だが移植後に手紙を書くことは許されている。

患者さんの中には、移植の副作用に苦しんでいる方もいるが、

皆一生懸命長文の手紙を書いて感謝の思いを伝えようとされている。

　家族が移植を受けて、自分も骨髄バンクに登録をしたいと思われる方も大勢いる。

　「寄付をしたい」

　といってくださる方もいる。こうした方には、骨髄バンクや臍帯血バンクへの寄付について御案内させて頂いている。

　移植患者さんの御家族が作られた移植患者さんための基金もある。

　移植は保険が効く医療だが、もろもろの実費が必要である。経済的な理由で支払いが困難な方にとっては、これらの基金の存在は大変ありがたいと思う。

　移植行為によって、こうした他人への愛が社会に広がっていく様子を見ると、移植は医療行為を越えた行為だと思う。

　そして、移植という困難な治療を乗り越える体験自体が、患者さんの人生や人生観を変えることもある。

　私の知り合いの医師は、自分が高校生の時に移植を受けた。

　自分も血液疾患で苦しむ患者さんを助けたいという思いで、移植後猛勉強をして医学部に合格した。彼はその後迷うことなく血液内科医師となり、現在は骨髄移植によって多くの患者さんを助けている。

　医師になる理由は様々だが、彼ほど強い動機はないだろうと思う。

　そこで私は、

　「移植を受けると性格も変わりますか？」

と笑顔で尋ねる患者さんや御家族には、真顔で、

「変わります。」

とお伝えすることにしている。

移植の将来に思いを馳せる

正月の回診を終えて、ふと骨髄移植の将来に思いを馳せる。

造血幹細胞移植が盛んに行われるようになって30年足らず。

血液治療は大きく様変わりした。

30年後の姿はどうなっているだろうか？

今からは想像できない治療法が開発されていることだろう。

骨髄移植が過去の治療になるようなことがあるのだろうか？

現在、すでに造血幹細胞移植には3つの方法がある。

骨髄移植、末梢血幹細胞移植、臍帯血移植。

最近は臍帯血に含まれる幹細胞を用いた移植も盛んに行われている。私たちの病院でも移植件数の半数は、臍帯血移植である。臍帯血移植は、お産の際に胎盤を提供してもらう。胎盤から採血をする。ドナーさんへの負担がより小さい治療である。必要な細胞数が十分得られないなどの問題はあるが、細胞増殖法の開発によって、今後まだまだ大きく進歩しそうだ。

ES細胞やiPS細胞による治療が可能となる時代も、確実に近い将来やってくると思う。

多くの移植患者さんが苦しんでいる有害な免疫反応の調整ももっと上手くできるようになるだろう。ひょっとしたら、HLAに捕らわれずに移植ができるようになるかもしれない。

薬の様に、誰にでも投与できる移植細胞が開発される日も来る

だろう。

　ドナーさんへのリスクなく治療ができるとしたら、こんなに素晴らしいことはない。

　しかし、そんな時代になっても、骨髄移植が無償の人間愛から生まれた治療法であることは決して忘れ去られることはないと思う。新しい移植治療法は、過去の移植成績に基づいて（比較して）開発されるものだからだ。

　日本には移植の全例登録システムがある。私たち一般病院の医師も、移植を受けられる患者さんに許可を頂いて、移植成績を学会に報告している。

　患者さん達はこうした解析に協力頂くことで、今後の医療の発展、すなわち未来の血液患者さんの治療のために大きな貢献をされている。

移植による免疫記憶の消失

化学療法や移植治療を受けると、免疫力が低下してしまう。

後に正常の免役状態に戻るには、１年以上必要という報告もある。

移植後の慢性 GVHD などの合併症が生じていると、免疫状態の回復が遅れるし、治療に用いるステロイドなどの薬は更に免疫力を抑えてしまう。

実際、移植後に肺炎や敗血症などの感染症で何度も入退院を繰り返さないといけないことも多い。抵抗力の低下によって、自分の体内に潜んでいたウイルスが再度活性化してしまうこともある。

移植後にはそれまで予防接種や病気の感染で得た獲得免疫がリセットされてしまう。再度予防接種を受けなくてはいけない。

数年前の麻疹流行時に移植後患者さんが重症麻疹になってしまい、予防接種の重要性が再認識されたことがあった。

三種混合（ジフテリア・百日せき・破傷風）、日本脳炎、インフルエンザ、麻疹、麻疹、風疹、流行性耳下腺炎、水痘、肺炎球菌ワクチン、インフルエンザ菌ワクチン・・・。

学会が作成した予防接種のガイドラインに従って行うのだが、予防接種は種類が多く、保険が効かないために経済的負担も大きい。自費医療だから病院によって異なるのだが、全部受けると10 万円以上になる。

立派なガイドラインがあるのだから、これに従って治療を進めたい思いは医療者も患者さんも同じだ。だが、接種が自費になる

ことを御説明すると、ためらわれる方もいる。

　移植は保険で認められた治療法である。

　骨髄移植には実際は 1500 万円以上必要だが、高額医療費に対する補助も受けられるため、現在の日本では経済的な理由で必要な移植治療が受けられないことはほぼないといっていい。世界的に見たらこれは信じられないことである。問題はあるかもしれないが、今の日本の医療システムのよいところは大事にしていかないといけないと思う。

　骨髄移植には、骨髄の運搬費用や、ドナーさんの入院時個室代、骨髄バンクの調整費用など、保険が効かない部分の費用も諸々ある。収入による負担金の免除制度や療養費制度などでかなりの補助が受けられるのだが、予防接種については現在補助の対象にはなっていない。

　移植後の感染症は通常の方以上に重大な結果をもたらすことがある。

　将来、これらに対しても何らかの補助制度ができるとよいと思う。

悪性貧血は悪性ではないが注意が必要：胃癌術後Oさんの場合

Oさんは60歳男性。

昨年長年勤めた会社を無事退職したOさん。

2人の子供達もそれぞれ独立して家庭を持っている。

仕事から解放されて自分の時間を持てるようになったOさんの最近の楽しみは、奥さんと一緒に旅行に行くことだった。

最近は月に1度は1泊で近場の温泉に出かけている。

その日は、車で2時間ほどの地元では有名な温泉に出かけた。

のんびりとお湯につかって秋の気配が近づく山々の様子をぼんやりと眺めていると、時が経つのも忘れてしまう。

（いろいろあったけれど幸せな人生だな。10年前に胃癌と宣告された時はまさかこんなに心安らかな日が訪れるとは思わなかった。）

ロマンスグレーの髪を撫でる秋風が気持ちいい。もう1時間は経っただろうか。秋の日は傾きかけていた。

（また妻を待たせてしまう。）

ふと我に返ったOさんは、急いで湯船から出ようとした。

湯船から出て脱衣所に向かおうとしたところまでは覚えている。

そこからの記憶がはっきりしない。

Oさんは気がついたら救急車の中にいた。

脱衣室のドアにもたれ掛かるように、Oさんは倒れ込んでしまったという。

Oさんが病院に運ばれてきたときには、意識は戻っていた。

念のため撮影されたCTでは異常は見つからなかった。

しかし、血液検査の結果高度の貧血が指摘された。

貧血だけではなかった。白血球も通常の半分以下に低下していた。血小板も低下していた。LDH値が高度に上昇していた。

「血液を作る機能に異常が認められます。重度の貧血がありますので安静が必要です。入院してください。白血病かもしれません。」

救急外来の医師は告げた。

Oさんは直ちに血液病棟に入院された。

貧血の症状が重く、輸血が必要になった。

入院後骨髄検査やCTなどの精密検査が行われた。

（白血病は、血液の癌だと聞いたことがあるぞ。自分はそんなに重大な病気なのか？）

Oさんの不安が増した。

しかし、数日後Oさんの血液の異常は、ビタミンB12不足による「悪性貧血」だったことが判明した。

「良かったですね。良性の病気です。ビタミンB12を補充すればすぐによくなるでしょう。」

ビタミン剤の筋肉注射が始まった。

医師の言葉の通り、数日で血液の値は急速に改善していった。

体が軽くなったような気がした。

貧血が徐々に進行していたために自分では気がつかなかったのだが、血液の値が正常になると、今まで体が重かったのだと思う。

Oさんは入院2週間で退院することができた。

その後、3か月に1回程度のビタミンB12補充治療を外来通院しながら受けている。

悪性貧血は、ビタミンB12や葉酸の不足によって生じる。

Oさんの場合は胃癌手術によって胃が全摘出されていることが原因だった。

ビタミンB12は小腸で吸収される。

胃壁の細胞からは、ビタミンB12を吸収するのに重要な内因子という物質が分泌されている。このため、胃が摘出されるとビタミンB12の吸収が阻害されてしまう。

ビタミン B12 は血液を作るために必要なビタミンだ。

体の中に貯蔵があるため、胃を切除してから 7-8 年経過してからようやく貧血が進行してくる。その昔は原因が分からないため、「悪性貧血」と呼ばれていた。

今はもう悪性ではないが、この名前は有名になってしまったのでまだ日常的に医療の現場では用いられている。

注意が必要なのは、貧血だけでなく、白血球や血小板も上手く作れなくなってしまうことだ。案外、内科外科以外の医師にこのことは知られていない。

ビタミン B12 の不足によって、影響を受けるのは血液だけではない。

神経症状を合併することもある。

髪の毛が白くなってしまうことも知られている。

O さんは見事な白髪だったが、これもビタミン B12 欠乏と関連していたのかもしれない。

胃癌で胃を全摘出された方は注意が必要だ。

手術後、通常 5 年間程度は外科医師の診察に通われる方が多いのだが、以後通院をやめてしまわれる方もいる。

通常、ビタミン B12 不足になるのはそれ以降なので、忘れたころに症状が出現することになり注意が必要だ。

　ビタミンB12不足は、ビタミンB12の吸収に必要な胃から分泌される内因子に対する自己免疫疾患としても発症する。また甲状腺機能低下症など、他の自己免疫疾患に合併することもある。

　悪性という名前がつく病名ではあるが、ビタミンB12投与によって劇的に症状が改善する。診断がつくと医師としてはホッと胸をなで下ろす病気である。

貧血で見つかる甲状腺機能異常症

　A さんは 40 歳代女性。ダイエットをしている訳ではないのに、最近半年で体重が 5kg 減ってしまった。動悸もするし、疲れやすい。ふらついて貧血のような気がする。

　A さんは、内科の新患外来を受診された。

　A さんの心拍数はかなり増加しており、脈は不規則だった。

　細かな手の震えを認めた。更に、血圧も高かった。触診で甲状腺が軟らかく腫れていた。

　甲状腺機能亢進症だった。

　血液検査では、甲状腺ホルモンが過剰な状態にあった。

　直ちに内分泌専門医師の外来を紹介された。

　甲状腺機能亢進症は、体のエネルギー消費が異常に亢進する。

　このため、鉄が相対的に不足してしまう。

　A さんも治療が必要な鉄欠乏性貧血を認めた。ふらつきの原因と考えられ、血液内科の私の外来に紹介された。

　血液内科医師の私達は、貧血から甲状腺機能亢進症を発見することもしばしばある。

　幸い、A さんの貧血は鉄剤の内服で改善した。治療で甲状腺機能が正常化すると鉄剤も不要になった。

　甲状腺疾患の治療前や経過中の血液検査値の異常は意外に多い。

　薬の副作用で白血球が低下してしまうこともある。

　血液内科の医師は、他の科の先生方に血液患者さんの検査や治療をお願いすることが多いのだが、逆に血液の異常について相談されることもある。

　各科の医師がそろっているところが、総合病院の利点だ。

　診察室の裏側で、今日も医師達は他の専門家のアドバイスを求めて走り回っている。

ピロリ菌感染と血液疾患

　Kさんは60歳代女性。健康診断で貧血と血小板数値の低下を指摘されて、私の血液外来を受診された。

　Kさんは小柄だが趣味のテニスをされるなど、活動的な方だった。

　御自身では、あまり自覚症状はなかったが、数日前から足に紫色の細かい斑点が出現していることが気になっていたと言われた。

　診察させて頂くと、眼球結膜や口腔粘膜そして爪が白くなっていた。

　下肢には細かい紫色の点状出血斑（紫斑という）を認めた。

　血液の異常が疑われた。

　血液検査を行うと、貧血の指標のヘモグロビン値が9.8g/dLと軽度低下していた。女性だと12g/dL以上が正常値だ。血液中の鉄が低下しており、軽い鉄欠乏性貧血が原因と考えられた。血小板は6万/mm^{3}で、通常の3分の1に低下していた。1年前の検査では異常なかったという。

　貧血は鉄剤の内服治療ですぐに改善しそうな値だった。

　問題は血小板の値だ。

　血小板が5万/mm^{3}以下になると、皮膚の細かい出血斑を認めるようになる。小さくて紫の発疹である。Dry purpura（'乾いた'紫斑）とも言われている。Kさんの発疹は、お話からは急激に出現していると思われた。今後更に血小板が低下すると大変である。

血小板は 2 万/mm³ 以下になると、口の中の粘膜出血を認めるようになる。これは wet purpura（'湿った'紫斑）で、より注意が必要な状況だ。

血小板が 1 万/mm³ 以下になると、いつ脳内出血や消化管出血などが生じてもおかしくない。入院すべき状況だ。

K さんの血小板減少は比較的軽度であったので、まずは原因を調べることにした。

骨髄に針を刺して骨髄液を抜くと、血小板のもとになる巨核球はむしろ増加していた。血小板は作っているのに、何らかの原因で壊されてしまっているようだった。

K さんは特発性血小板減少性紫斑病（ITP）と診断された。

自分の血小板を自分で壊してしまう自己免疫の病気である。

近年、ヘリコバクターピロリ菌が ITP の発症に関係していることが分かってきた。

出血の緊急性がない ITP の患者さんでは、まずはピロリ菌の除菌療法が第 1 選択となる。

実際、ピロリ菌を除菌することで、K さんの血小板値はゆっくりと正常になっていった。更に貧血も改善していった。

通院治療によって 2 カ月後には血液検査は正常となった。

ヘリコバクターピロリ菌は、年齢が高い方ではかなりの方が保菌者である。

経口感染する菌で、下水道や上水道の整備によって若い人の感染率は低下してきている。

ピロリ菌は胃潰瘍や胃炎の原因として有名である。更に胃癌の原因になる可能性もある。

日本人に多い消化器内科の病気を引き起こす病原菌として大変重要な病原菌であるが、血液内科の病気でも ITP や胃の悪性リンパ腫（MALT リンパ腫）の病因となっていることが明らかになっている。

また、鉄欠乏性貧血の原因にもなることもある。

ピロリ菌の除菌には、内服の抗生剤と制酸剤を使用する。下痢気味になることもあるが、1週間で治療が終了するし、副作用も少ない。

以前は、ITP 治療にはステロイドがまず投与されていた。

ステロイドはよい薬なのだが、色々な副作用がある。

長期間内服を続けると、糖尿病になったり、高脂血症状や高血圧が引き起こされたり、感染症にかかりやすくなったり、胃潰瘍が起こったり、骨粗鬆症になったり、顔が丸くなったり、不眠などの精神症状が出現したり・・・。

それだけに、ピロリ菌の除菌が ITP の治療に有効であると聞いた時の衝撃は大きかった。

全員の ITP の患者さんがピロリ菌の除菌療法で血小板の値が良くなるわけではないが、K さんのように改善する場合も確かにある。まずは試してみたい治療法である。

　胃潰瘍と、血液のITPや胃悪性リンパ腫。ピロリ菌を介した予想外の組み合わせである。

　今後、医学の進歩によって、更に意外な病気がお互いに関連していることが判明していくことだろう。

若い女性の頸部リンパ節腫脹：ホジキンリンパ腫の G さんの経験

Ｊさんは 17 歳女性。高校 3 年生の春だった。

2 か月前から左の鎖骨上の腫れが、急激に大きくなってきた。

体重が減って、ベッドのシーツが濡れるほどの寝汗をかくようになった。

熱も 3 日前から続いている。

母親に連れられて、Ｊさんは私達の病院に来られた。

Ｊさんは、血液内科の私の診察室に案内された。

Ｊさんの鎖骨上のリンパ節は腫れあがって、直径 5cm ほどの塊になっていた。頸部にも 2cm ほどにリンパ節が腫れていた。触っても痛くなかった。

レントゲンを撮影すると、心臓の周囲のリンパ節も大きく腫れていた。

腫れに気付いたのは 1 週間ほど前というが、そうだとすると、かなり急激に増大していることになる。

若い女性が頸部のリンパ腫腫脹を心配して受診されることは多い。通常はウイルス性のリンパ節炎である。

ウイルス性のリンパ節炎の治療は対症療法で、消炎鎮痛剤を内服していれば 1 カ月ほどで腫れは引いてくる。

時に、発熱や倦怠感などの強い全身症状を伴うこともある。亜急性壊死性リンパ節炎といって、40 歳以下の女性に多い。別名菊池病とも言われる。海外の病院でも Kikuchi disease と言えば通じる。

　貧血や白血球減少などの血液検査異常を伴うため、血液やリンパ球の悪性疾患を疑われて、私達血液内科に相談されることが多い。症状は激しいが、通常は 1-2 カ月の鎮痛剤などの対症療法で症状は落ち着いていく。

　痛みを伴うリンパ節腫脹は良性の事が多い。

　逆に、痛みを伴わないリンパ節腫脹には注意が必要だ。

　癌のリンパ節転移や、悪性リンパ腫などの血液自体の異常が心配されるからだ。

　正確な診断のためには、外科的にリンパ節を切除した標本を顕微鏡で見て病理的な診断をつける必要がある。

　触っただけででも、癌の転移なのか悪性リンパ腫なのか、リンパ節炎症なのかといった区別はある程度はつく。

　しかし、ベテランになると、「これはホジキンリンパ腫、あれは非ホジキンリンパ腫」とまで細かい区別ができるという。悪性リンパ腫には 30 種類以上あるが、大きく分けてホジキンリンパ腫と非ホジキンリンパ腫がある。

　私自身はまだそこまでの自信はないが、医学部学生時代、血液内科の教授から熱くリンパ節触診法について講義されたことを覚えている。

　Ｊさんは病理生検の結果、ホジキンリンパ腫という悪性リンパ腫と診断された。

　ホジキンリンパ腫は日本では比較的稀である。若年者にも多い

リンパ腫で、抗癌剤治療や放射線治療がよく効くリンパ腫である。

Ｊさんは休学するかどうか迷っていた。

そこで、担任の先生も病院に来て頂き、治療を受けながら学校生活を続けるための相談を何回か行った。

幸い、4コースの抗癌剤治療と放射線治療によって病変は消失した。

治療には半年要したが、Ｊさんは無事同級生達と一緒に卒業することができた。

6年経過した今、幸い再発することもなく、Ｊさんは洋服店の店員として元気に働いている。

小児科と内科の境は病院によって異なるが、大体、高校生以上では血液内科で治療をすることが多い。

この年齢の患者さんには、学業と治療をどうするかといった、大人の治療ではあまり配慮されない問題や、抗癌剤治療の長期的な影響について配慮する必要がある。

その点、小児科の先生達の意識は私達内科医師の1歩先を行っている。

学ぶところは多い。

近年は、急性リンパ性白血病などでは思春期においては小児科型の治療を行う方が治療成績がよいという、血液内科医師にとってはショックな事実も分かってきた。

　内科と小児科は本来別の学問として発達してきたが、血液領域
では交流が進んでいる。

　学問領域の交流が、医学の領域においても治療成績の向上につ
ながることを教えてくれる。

冬になると悪化する貧血

　Ａさんは85歳男性。10年前に妻に先立たれてから、ずっと1人暮らしである。

　足腰はしっかりしているのだが、娘さんは最近物忘れがひどい気がしていた。

　最近、顔色が悪いような気がする。

　朝晩めっきり寒くなってきた。古い民家だ。台所に立つと、隙間風に思わず身震いしてしまう。Ａさんは厚着をしてこたつに入っていてほとんど動こうとしない。

　　（寒い時期になると毎年体調を崩すけれど、大丈夫だろうか？）

　　（そろそろ一緒に住んだほうがよいのではないだろうか？）

　近くに住んでいる娘さんは、Ａさんのことが気になって仕方がない。

　半年前から同居を勧めているのだが、Ａさんはなかなか首を縦に振らない。

　娘さんの家族への気兼ねがあるのだろうか。

　Ａさんは朝食をパンで済ませ、昼はお弁当の配達を頼んでいた。持病の糖尿病のためカロリー制限が必要なのだ。夜は娘さんが週に3回食事の手伝いに来ていた。

　その日、お弁当の配達員はいつものように裏の勝手口をノックした。

　冬の冷え込みが激しい日だった。

　Ａさんとは顔見知りである。

　いつもなら、５分も待てばＡさんが杖をついて出てくるはずだうた。だが、返事はなかった。何度も何度もドアを叩いたが返事はない。

　（おかしいぞ。）

　販売員からの電話で娘さんが到着した時、Ａさんは布団の中でうなっていた。高熱で意識も朦朧としているようだった。

　Ａさんは、直ちに救急車で私たちの病院に搬送されてきた。

　運ばれてきたＡさんは青白かった。39度の発熱を認めた。聴診器では両側の肺雑音を聴取した。

　レントゲン検査で、Ａさんには右下肺炎が指摘された。

　一見して、非常に重症感があった。

　だが、救急外来担当医師は、Ａさんの検査結果を見て首をかしげた。

　高度の貧血を認めた。赤血球が壊れている（溶血）の所見だった。血尿も認めた。

　（肺炎で貧血がおこることはない。何か、重大な血液疾患でもあるのだろうか？）

　その日、病棟当番でクリーンルームの移植患者さん達を回診していた私は、救急外来から、ひどい貧血の患者さんがいると連絡を受けた。

　Ａさんにお会いして、すぐに入院が必要な状況だと判断された。

　（重度の貧血だ。溶血性貧血か？血栓性血小板減少性紫斑病だと大変だぞ。）

　Ａさんと娘さんにお会いして詳しくお話を伺っていると、毎年冬になると体調が悪くなるのだという。

　溶血性貧血を引き起こす病気の中には命にかかわる重大な病気もある。

　色々な鑑別疾患を考慮しながら入院の準備を進めていると、検査室から電話がかかってきた。

　「血液が低温で凝集してしまっています。寒冷凝集素症ではないでしょうか？」

　「寒冷凝集素症」Ａさんの病名だった。珍しい病気である。

　寒冷刺激で赤血球が壊れてしまう難病だ。

　Ａさんは、毎年冬の時期に貧血が進行して体調が悪くなっていたのだ。

　肺炎などの感染症を合併されると症状が急激に悪化することがある。

　幸い、病院は冬でも室温は 28 度に保たれている。長袖の白衣だ

と汗ばむほどだ。

　Ａさんの貧血は、病院での安静で改善していった。輸血は不要だった。肺炎も通常の抗生剤治療だけで良くなった。2週間で退院可能な状況になった。

　だが、冬はまだ長い。このままでは自宅に帰るとまた貧血が進行してしまうことは明白だ。私は、Ａさんに娘さんと同居することをお勧めしなくてはならなかった。

　これは想像以上に大変だった。治療よりも多くの時間を話し合いに要した。結局、冬の寒い時期はショートステイを利用することになった。Ａさんはその冬は再び入院することなく、過ごされ、春先には再び1人暮らしを始められた。

　あれから4年経つ。

　幸い、冬の寒い時期はショートステイを利用することで、Ａさんは体調を崩すこともなく元気に過ごされている。

　退院後の生活をどうするのか、通院をどうするのかといった問題は実は大変大きな問題だ。

　しかし以前と比べると、こうした治療を受けるための準備が、御自身でできない患者さんが確実に増えている。家族はいても頼れない方もいる。

　私を始めとする多くの医師は、実際に病気の治療に当たる時間よりも、治療を受けられるようにするための準備に多くの時間を必要としていると思う。

　ソーシャルワーカーに生活支援を依頼したり、退院後の生活支援をしてくれる訪問看護ステーションの方々と話し合ったり、紹介先の病院に紹介状を作成したり・・・。

　治療のために必要な事務的な仕事は山のようにある。

　本当なら、病室に何回も訪れて、患者さんの思いを伺いたいのだが、なかなか時間がとれない。

　だが、Ａさんのように、こうした療養環境の整備自体が治療につながることも多い。

　退院されてからの患者さんの生活を思い浮かべることの重要さを、Ａさんは教えてくれる。

命とは：我々が存在するのは偶然なのか？

最近私は、生命史、宇宙史研究の進歩を知り、これらの知見が、我々の生に対する考えを大いに改めてくれるのではないかと思っている。

最新の学説では、どうも宇宙は無から生まれたらしい。しかも生まれる必然性はなかったというのだ。無が時間を、光を、空間を、物質を生んだ。

鉄より重い金属原子は、超新星爆発により生じたものだという。約 120 億年前に宇宙が誕生してから繰り返された、銀河の誕生と破壊の痕跡は、地球に、そして我々の体に刻まれている。

地球が生まれたのは約 46 億年前。それまでに繰り返された壮大な歴史はわれわれの体の一部となっている。

物理的に人間の体の耐久性は 100 年程度だ。

無限の生命などあり得ない。

恐竜は約 1 億年間地上に存在したが、それよりも早く人類が消滅することは間違いないようだ。いずれ人類が存在した痕跡すら地球は跡形もなく消すだろう。

地球は我々が想像するよりも遥かに粗ぶる天体で、過去には 1000 万年に渡って地表 1 キロを氷が覆い尽くした全球凍結が何度もあった。

6000 万年前には恐竜の絶滅を引き起こす隕石が衝突した。1 億年に 1 回はその規模の隕石衝突が予想されている。それ以前にも何度も大量絶滅があった。

そして地球温暖化の問題。

　現在の地球環境に適応した人類は、これらによって引き起こされる地球環境変化を到底乗り越えられないだろう。

　我々にとっては大問題かもしれないが、人類の運命は地球にとっては一事象に過ぎない。

　しかし、更に人間を含む地球上生命体の命も有限であり、我々の住む地球の命、我々を育む太陽の命の命も有限であることは確実らしい。

　驚いたことに、宇宙の命も有限である可能性が高い。

　そもそも我々の宇宙以外にも多数の宇宙があり、親宇宙より無限に生まれているという学説もある

　これは全く気の遠くなる話である。

　泡沫に過ぎない自分の生を客観的に考えざるを得ない。

　地球も地球上生命体も有限であることは自明。だとしたら、人の命が有限であることを受け入れることはそんなにも難しいことだろうか？

　我々は、もう少し力を抜いて自らの生死を受け入れることはできなのだろうか？

　日本人は先の戦争により、多くの命を失った。

　そして平和と命が何よりも代えがたい尊いものであることと学んだ。

　しかし、平和が当たり前となり、長寿が当たり前となった現在、「命とは有限のものである」ことを我々は忘れてしまったのだろうか。

　だが、有限であるからこそ命は尊いのである。

　死ぬことを意識しない生は空虚でしかない。

　最近の医療を巡る様々な問題の根源は、我々日本人が、老いを、そして死を遠ざけ、忘れようとしていることに根本にあるように思えてならない。

　では、生の、そして死の教育は誰が担うべきであろうか？

　学校だろうか？家庭だろうか？それとも宗教が果たすべきだろうか？

　大変重要で難しい問題である。

　だが、私は、現在日本においてここに医療者ができることがあるように思う。

　死の姿は人それぞれであるが、死は生の延長に他ならない。

　よりよく死を迎えるためには、よりよい生を送らねばならない。

　死を意識する中に生がある。

　我々医療者は現在社会の日本人が目にすることの無くなった死に日常的に接している。我々医療者は生のために、死について語らなくてはいけない。

医師という仕事

不況の時代、医療系学部は資格が得られることもあり、人気である。

だが、医療の世界は消して華やかなものではない。

それどころか、肉体的にも精神的にも、常に個人の限界を乗り越えることを強いられる過酷な世界である。

患者は医療者に親身になって治療に当たってほしいと希望する。医療者はプロとしての立場から、病をそして患者を理解し、治そうと努力する。

しかし、現実は厳しい。

病気や治療の副作用・後遺症に苦しみ、死の恐怖に慄く人々と、常に共に歩む生活の過酷さを想像頂けるだろうか？

患者さんが苦しむとき、家族も苦しむ。

しかし、忘れないで頂きたい。医療者も苦しんでいるのである。

どれだけ多くの若い看護師が担当患者の死に直面し、悲嘆しているだろう。

大勢の医師が何とか苦境を脱することができないかと、深夜遅くまで色々な策を検討していることを患者さんと御家族は知っているだろうか？

自宅にいてもいつ鳴るか分からない携帯電話を肌身離さず生活している医師の生活は、他の医療職にも理解されがたいものであ

る。24時間束縛される生活が10年継続すると、大抵の人はうつになる。実際うつの医師は多い。

　周囲の医師を見ると、本当に頭脳明晰な人が多い。

　だが、医師に求められる問題には、解の無いことが多い。

　人間の命は有限であり、老いは誰しもさけることができないからである。

　しかし、「解なし」とは、答えられないのが医療である。

　問題を前に呆然とし、せめても患者の苦痛を緩和することはできないか、悩むのである。

　患者さんは、治療のために病室の外でいかに多くのことが医療者によって検討され、決定されているかを見ることはできないし、多くの場合は知らないだろう。患者が実際に点滴を受けるずっと以前から、すでに治療は始まっている。現在の医療は五分間診療と言われるが、患者に接する時間の何倍もの時間を、治療の準備のために日々医療者が費やしているのである。

　不可能と思った治療効果が得られることもある。こうした奇跡は医療者に大きな喜びを与える。しかし、それより多くの場合、苦悩が医療者を暗澹たる思いにさせる。死は苦痛と苦悩を開放するが、落胆と虚無感に暮れる間もなく、新たに苦しむ人との闘病が始まる。無限かと思われる苦悩の繰り返しである。その重みに耐えられなくなり、患者や家族の理解が得られなければ、職を辞める医療者がいても何ら不思議ではない。

　24時間苦しむ人とともにある生活は、血液腫瘍内科という、難

病を扱う医師にとって、人生そのものである。

　私達医師にとって、死は身近な存在である。

　だがこうした生活から学ぶことがあるとすれば、それは（人間には寿命があること、今日1日を大事に生きなければならないこと）であろうか。

　いつかこの素晴らしい世の中においとましなければいけないことは、日々接する患者さん達が教えてくれる。

あとがき

　この本の主役は、患者さんや患者さんを必死で支える御家族です。

　誰しもなりたくて病気になったわけではありません。病気を受け入れ、前向きに治療に臨むためには、どれだけ多くの心の葛藤を乗り越えなくてはいけなかったことでしょう。

　医師として患者さんと一緒に病と闘っていると、

　（なぜ人生にこれほどの苦悩が存在しなければならないのだろうか）

　と、考えさせられることもあります。

　（人間とはこんなにも強いものなのか）

　と、逆に勇気づけられることもあります。

　現在の日本社会は、若さや健康に最も価値を置いているようです。その正反対の病や死は、意図的に日常から隔離されているかのようです。

　本来、死とは自然現象、生理現象の一部分だったはずです。

　しかし今は、病や死が一般の方々の目に触れる機会は多くありません。病院で亡くなる方が９割を越えており、もはや日常的に病気や死について考えなくてもよい社会です。戦争や飢餓により日常的に命が消えていく社会が現在も存在することを考えれば、これは大変幸せなことなのでしょう。

　我々はいつまでも若く健康でいられるように幻想を抱いてしまいがちです。しかし人生は有限です。現在の日本人にとって、病気や死について意識して考えることは非常に重要なことなのだと思います。

　死を考えることで、有限な人生の意味を再認識させられるからです。

　医師として、不幸にして病気になってしまった患者さん達の姿から学ぶことはとても多いと感じています。

　実は、現在日本の病院では医療者も大きく苦悩しています。

　医療崩壊が社会問題となる現在、使命感と現実とのギャップとに苦悩する医療者の姿が日本各地の病院にあります。

　私は、今も日本全国で闘病中の患者さんや御家族の方々と、それを必死で支える医療スタッフが手を取り合って歩み、治療が成功していつか心から笑うことのできる日が来ることを祈ってこの本を贈りたいと思います。

2014 年 1 月 1 日

内科専門医 K

「病気なんてやっつけろ！」に寄せて

本書は、現役血液内科医師として、日々多くの患者さんの治療に従事している医師によるエッセイである。

血液疾患の治療は近年目覚ましい向上を遂げているが、まだまだ難治の疾患だ。治療は厳しい。

治療の副作用や再発に怯える患者さんや御家族とともに歩む医師や看護師達。

医療崩壊が社会問題となっている昨今、厳しい医療現場において、医療者も患者さんと伴に葛藤していることが分かる。

「病気をやっつけよう」と必死で格闘する著者の姿が浮かぶ。今この現在も、日本の医療は現場のこうした多くの個人の献身によって支えられているのだ。

医療不信が広がる世の中において、「患者さんから人生について多くを学ぶことがある」という筆者の言葉は温かい。患者と医師というつながりを越えた、人間としての信頼関係こそ今の医療に必要とされているものであろう。

本書は、患者さんや御家族の方々のみならず、今後医療を志そうとしている人々にも是非読んでいただきたい。

友人の Y.O より

2014 年 1 月 1 日

著者

内科専門医 K

内科医師、血液内科医師。

専門は、内科一般、血液内科、骨髄移植など。

内科専門医、内科指導医、血液内科専門医、血液内科指導医、医学博士。

ブログ「病気なんてやっつけろ！」

http://plaza.rakuten.co.jp/naikasenmonni/

病気なんてやっつけろ！

血液内科専門医の格闘の日々

全ての患者さんと御家族へのエール

2014 年 2 月 15 日

著者──内科専門医 K

著作権: 2014 年　内科専門医 K